Professor Dr. troph. Michael Hamm
Dipl. oec. troph. Dirk Neuberger

Omega-3 aktiv – Gesundheit aus dem Meer

Professor Dr. troph. Michael Hamm
Dipl. oec. troph. Dirk Neuberger

Omega-3 aktiv –
Gesundheit aus dem Meer

2., aktualisierte Auflage

schlütersche

Bibliografische Information Der Deutschen Bibliothek
Die Deutsche Bibliothek verzeichnet diese Publikation in der Deutschen Nationalbibliografie; detaillierte bibliografische Daten sind im Internet über http://dnb.ddb.de abrufbar.

ISBN 978-3-89993-552-3

Anschrift der Autoren:
Professor Dr. Michael Hamm
Dipl. oec. troph. Dirk Neuberger
c/o Arbeitskreis Omega-3 e.V.
Postfach 700 842
60558 Frankfurt a. M.

Fotos:
„Arbeitskreis Omega-3 e. V.": Klappe vorne, 12, 19, 74, 76, 85, 90; cipryanu: 51; Comstock: 7, 38, 57, 58, 60; Corbis: Umschlag rechts, 34, 49; Dirk Houben: 27; Elvira Schäfer: 5; Eric Isselée: 55; Foto-Direkt: 15, 17; Liv Friis-Larsen: 66, 68; geotrac: 86; Getty Images: Umschlag links, 25, 47; Ingo Wandmacher: 87; jesse: 79; Lorelyn Medina: 43; Marcin Balcerzak: 88; MEV: 6, 7, 9, 10, 16, 21, 22-24, 26, 29, 30–33, 35, 40, 41, 48, 50, 52-54, 63, 64, 67, 69, 71–73, 77, 78, 81–84; MH Photo Design: Klappe hinten; Michael Knüfer: 59; Murat Baysan: 45; Radu Razvan: 65, 80; Schwabe LifeScience, TUIM®: 89; sunfleps: 6, 56; Tom Schmucker: 61

2., aktualisierte Auflage

Gestaltung: Schlütersche Verlagsgesellschaft GmbH & Co. KG
Satz: Die Feder GmbH, Wetzlar
Druck und Bindung: Grafisches Centrum Cuno GmbH & Co. KG, Calbe

Inhalt

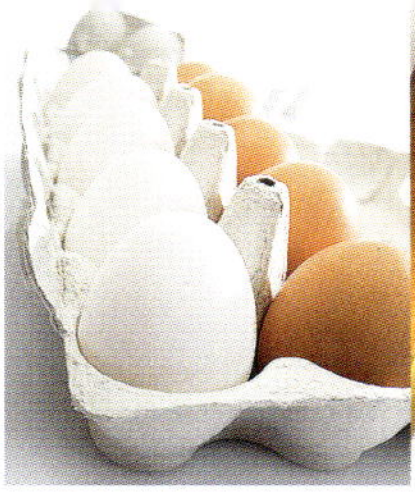

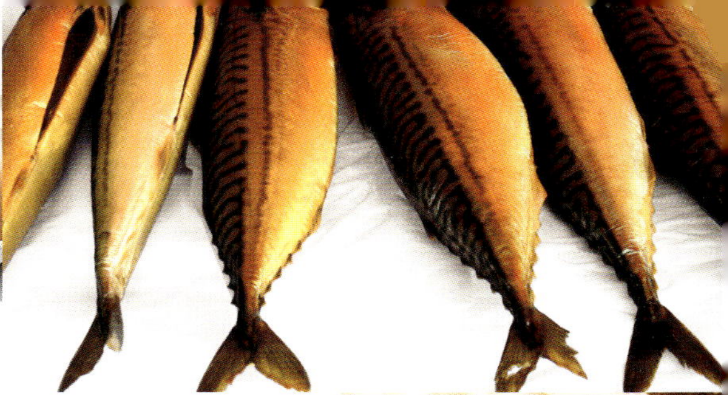

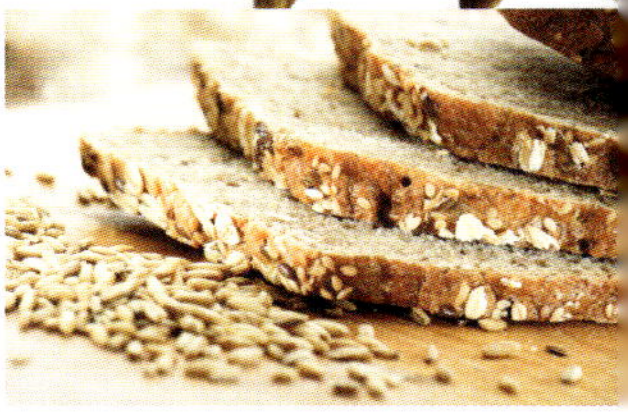

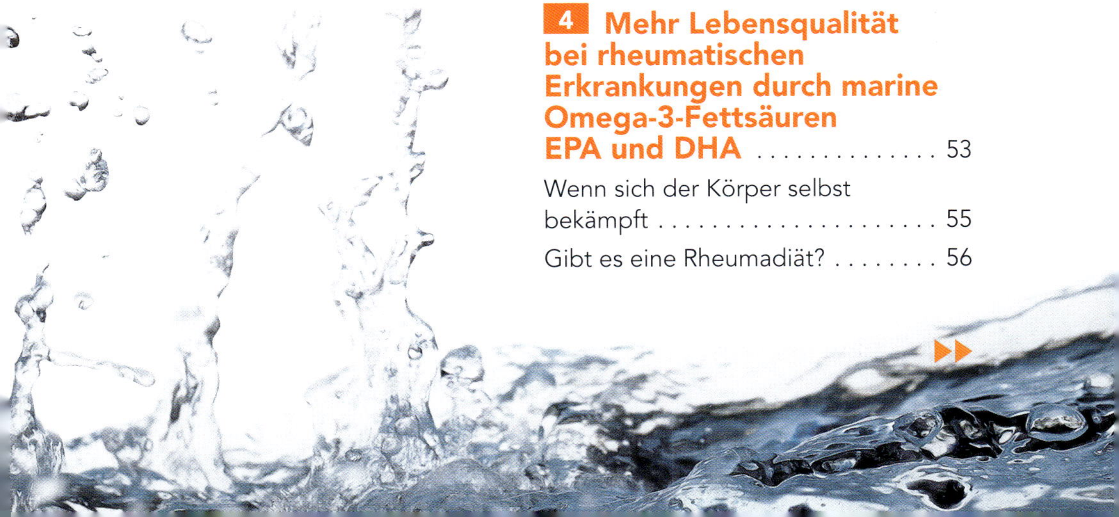

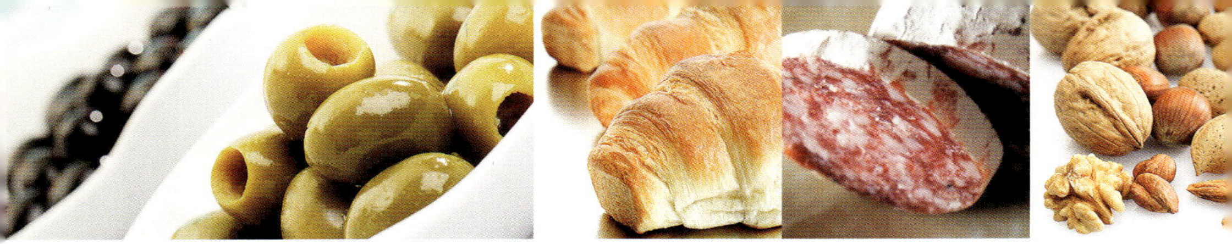

Vorwort

Bei der Einschätzung der gesundheitlichen Bedeutung von Nährstoffen und Nahrungsbestandteilen würden Vitamine, bestimmte Mineralstoffe und Ballaststoffe sicherlich allgemein positiv und Fett sowie Zucker eher negativ bewertet werden. Am Beispiel der Fette lässt sich gut demonstrieren, dass solche Pauschalurteile so nicht zutreffen. Fett ist bekanntlich nicht gleich Fett. Letztendlich kommt es auf die Fettmenge und die Zusammensetzung der Fette, das so genannte Fettsäurenmuster, an.

In dem vorliegenden Buch werden Fettsäuren beschrieben, die sowohl für die Vorbeugung als auch Behandlung vieler heute häufiger Erkrankungen wichtig sind, die so genannten Omega-3-Fettsäuren. Sie kommen besonders im Fett bestimmter Fischarten (Fischöl), in speziellen Meeresalgen (Algenöl) und als Vorstufen auch in bestimmten Pflanzenölen vor. Wissenschaftliche Erkenntnisse über die essenziellen, d. h. lebensnotwendigen Omega-3-Fettsäuren und ihre zahlreichen Wirkungen im menschlichen Organismus sind immer noch zu wenig verbreitet.

Wie vielfältig diese Fettsäuren wichtige Stoffwechselfunktionen beeinflussen und folglich neben der Vorbeugung auch zur Behandlung verschiedener Erkrankungen eingesetzt werden können, zeigt folgendes Beispiel: In meiner Sprechstunde stellte sich ein 67-jähriger Patient mit einer ausgeprägten Erhöhung des Blutfettspiegels (Hypertriglyzeridämie) vor, der weder die vom Hausarzt empfohlenen Medikamente einnehmen, noch sein Körpergewicht reduzieren und auf den Alkoholkonsum verzichten wollte. Als Therapiemöglichkeit blieb nur noch – und der stimmte der Patient zu – die Empfehlung einer hoch dosierten Gabe von Omega-3-Fettsäuren in Form von Fischöl. Als er sich nach drei Wochen

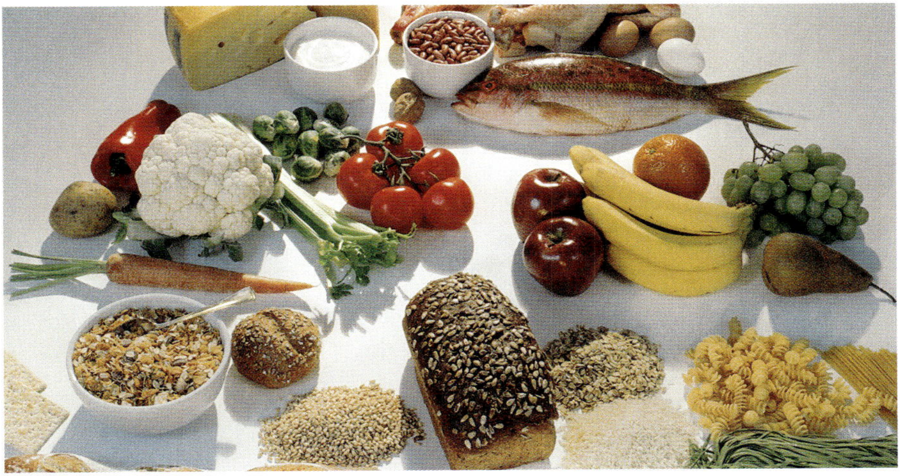

wieder vorstellte, waren die Blutfettwerte normalisiert. Erfreut und zufrieden fragte der Patient nach einigem Zögern, ob die Behandlung mit Fischöl neben der Senkung des Fettspiegels im Blut noch weitere positive Wirkungen haben könnte, was von mir bejaht wurde. Daraufhin berichtete er mir, dass sich unter der Behandlung seine Schmerzen im Bereich eines Hüftgelenks (als Folge einer Arthrose) so gebessert hätten, dass er jetzt ohne Stock gehen könne. Außerdem habe sich seine Schuppenflechte (Psoriasis) – er zeigte mir seine Ellenbogen – deutlich zurückgebildet.

Dieses Beispiel aus der Praxis demonstriert, dass die aus Omega-3-Fettsäuren im Körper gebildeten, hormonähnlichen Wirkstoffe in vielfältiger Weise regulierend in Stoffwechselabläufe eingreifen.

Es gibt viele positive Vorschläge für eine gesunde und schmackhafte Ernährung. Dabei sollte nicht die richtige Auswahl des Nahrungsfettes vergessen werden. Dieses Buch gibt hierzu sowohl in leicht verständlicher Form das Grundlagenwissen als auch praktische Anleitungen und Vorschläge.

Professor Dr. med. Heinrich Kasper
Facharzt für Innere Medizin/Gastroenterologie, Ernährungsmedizin

1 Die zwei Seiten der Fettbilanz: Krank oder gesund mit Fett?

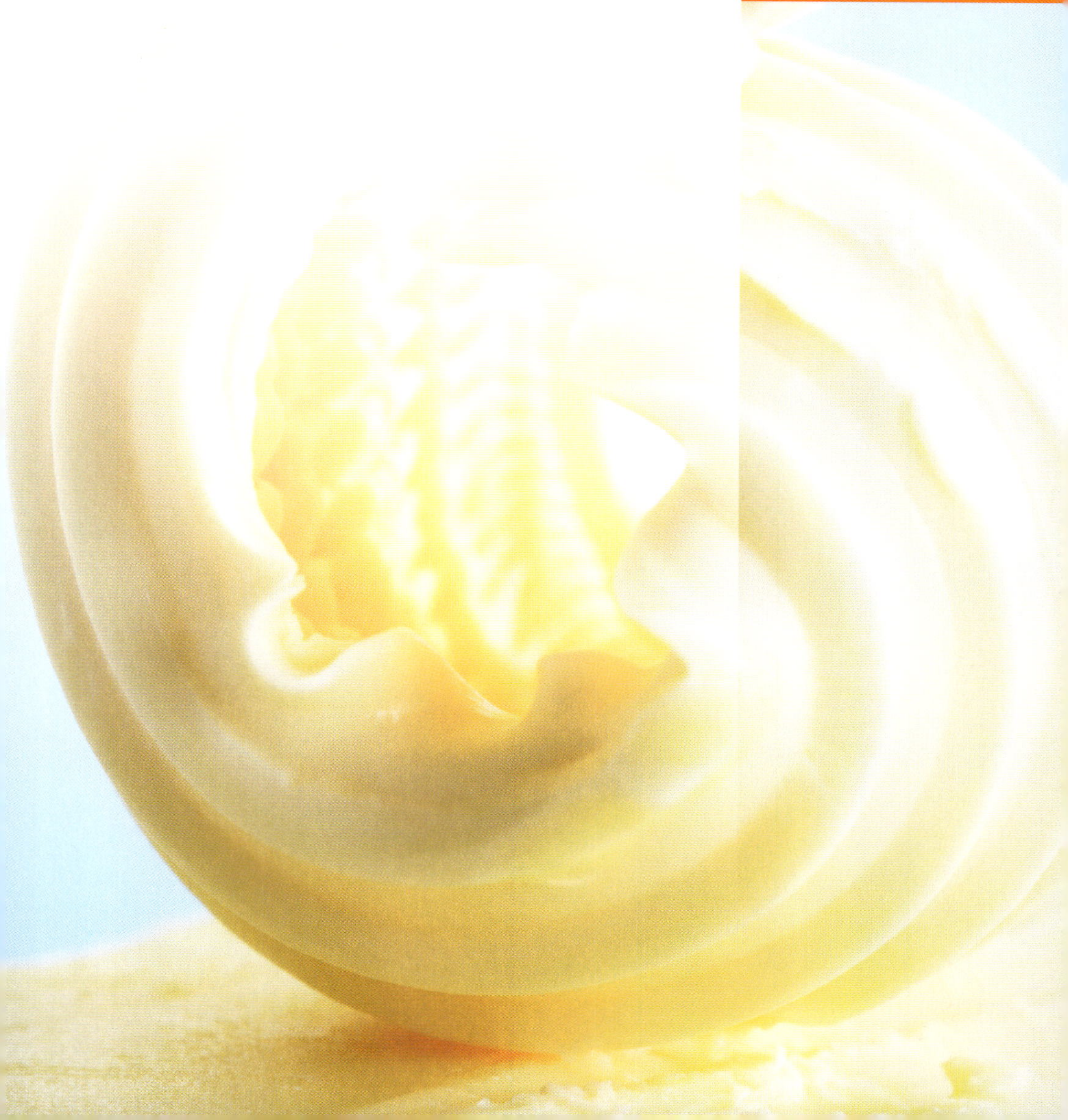

Fett ist ein unverzichtbarer, aber auch problematischer Bestandteil unserer Nahrung und für viele beinahe schon zu einem Synonym für ungesund geworden. Doch bei richtiger Fettauswahl überwiegen sogar die gesundheitlichen Vorteile. Die vermeintlichen Nachteile des Fettes haben mit der eigentlichen physiologischen Zweckbestimmung des Fettes zu tun, nämlich konzentrierte Energie zu liefern und als Energiespeicher zu dienen. Gerade diese Funktion brachte dem Fett in Zeiten des Wohlstands und des Nahrungsüberflusses, bei gleichzeitigem Rückgang der Arbeitsschwere und allgemeinem Bewegungsmangel, den schlechten Ruf als Dickmacher ein. Allenfalls als Kalorienreserve für schlechte Zeiten gut zu sein, wird den vielfältigen Aufgaben von Fetten im Stoffwechsel jedoch keineswegs gerecht.

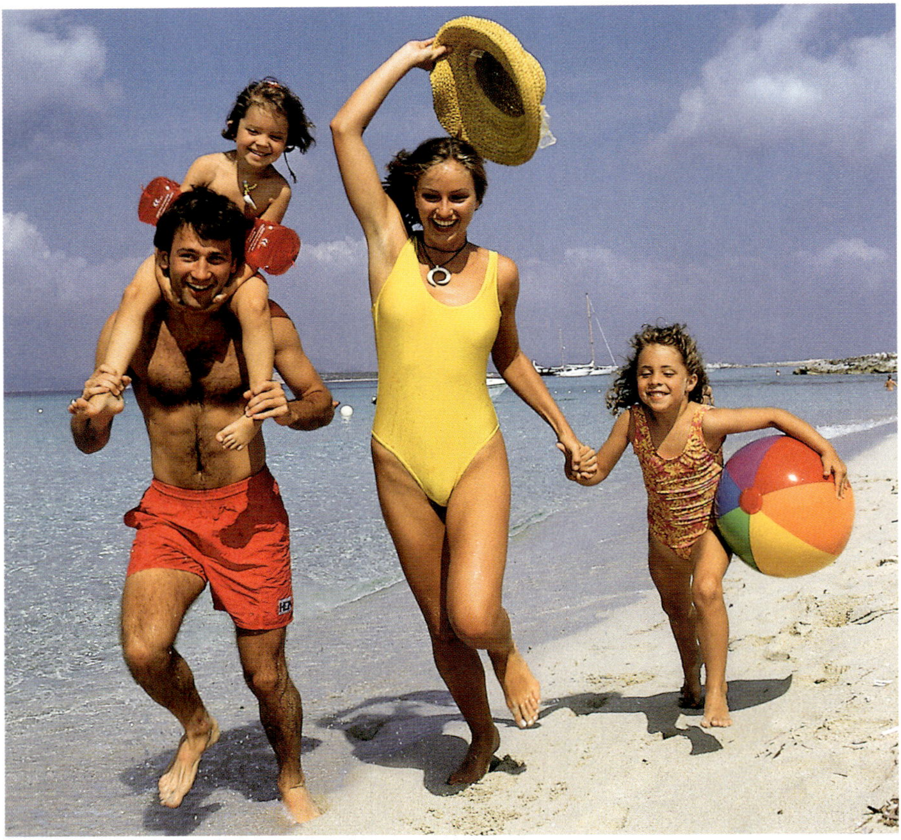

Fett fungiert im Körper als Isolierschicht gegen Kälte und als Schutzpolster für innere Organe. Das rechtfertigt allerdings keinen überdimensionierten „Rettungsring" um die Körpermitte. Lebenswichtig sind die Fettbestandteile als Bausteine der Zellmembran, jener elastischen Schutzhaut, die jede Zelle umgibt und so über deren Stoffwechsel und Funktionszustand mit entscheidet. Doch damit nicht genug: Fettsäuren sind Vorläufersubstanzen oder Vorstufen hormonähnlicher Reglersubstanzen, die an einer ganzen Reihe lebenswichtiger physiologischer Stoffwechselvorgänge und an der Ausbalancierung eines biochemischen Gleichgewichts im Stoffwechsel beteiligt sind. Ohne sie sind Gesundheit und Wohlbefinden nicht möglich. Mehr über diese faszinierenden Zusammenhänge erfahren Sie später.

Nicht vergessen werden darf auch der Beitrag von Nahrungsfetten zur Versorgung mit den fettlöslichen Vitaminen A, D, E und K sowie den essenziellen (lebensnotwendigen) mehrfach ungesättigten Fettsäuren. Da sie wie Vitamine nicht im Organismus selbst gebildet werden können, erhielten sie in der Geschichte der Ernährungsforschung sogar einmal den Namen *Vitamin F*. Diese Bezeichnung ist allerdings heute nicht mehr gebräuchlich, weil die essenziellen Fettsäuren in einer ganz anderen Mengendimension – Gramm statt Milligramm – vom Körper benötigt werden.

Gesundheitliche Vorteile von Fett

- Isolierung gegen Kälte
- Schutzpolster für innere Organe
- Bereitstellen der fettlöslichen Vitamine A, D, E und K
- Versorgung mit lebenswichtigen, (essenziellen) mehrfach ungesättigten Fettsäuren
- Fettsäuren sind Bausteine der Zellmembran
- Fettsäuren dienen als Vorstufe von hormonähnlichen Reglersubstanzen

Wie viel und welches Fett?

Ungeachtet der vielen und vielseitigen positiven Eigenschaften der Nahrungsfette, ist für die meisten das Thema Fett zuallererst eine Frage der schlanken Linie. „Low fat", also wenig Fett, wurde zum Credo der Figur- und Fitnessbewussten. Wer abnehmen und gesünder essen möchte, schießt jedoch nicht selten über das Ziel hinaus und verzichtet auf Butter oder Margarine als Brotaufstrich, schneidet jeden Fettrand ab, isst nur noch Magerfische sowie ultraleichte Low-fat-Produkte und lässt selbst das Salatöl weg. Teilweise sind diese Maßnahmen zwar richtig, aber eben nur teilweise, denn unser Körper braucht Fett bzw. bestimmte Fettbestandteile.

Fett ist nicht gleich Fett

Für Gesundheit, schlanke Linie und Fitness kommt es auf die richtige Fettmenge und den richtigen Fettmix an. Maximal 35 Prozent der täglichen Kalorien (entspricht bei 2000 Kilokalorien etwa 77 Gramm) dürfen aus Fett stammen. Dabei soll gleichzeitig das richtige Mischungsverhältnis aus gesättigten, einfach ungesättigten sowie mehrfach ungesättigten Omega-6- und Omega-3-Fettsäuren eingehalten werden.

Doch damit nicht genug, denn da ist noch von tierischen und pflanzlichen Fetten die Rede, von trans-Fettsäuren aus (teil-)gehärteten Pflanzenfetten und von sichtbarem und verborgenem Fett. Nicht selten ist damit eine Schwarz-Weiß-Malerei verbunden im Sinne von Pflanzenfett = gesund und tierische Fette = ungesund. Herzgesunde Fischfette fielen zudem der allgemeinen Fettphobie und dem damit bevorzugten Verzehr von Magerfisch zum Opfer. Die Überbewertung bestimmter Pflanzenfette gipfelte schließlich in der Frage: „Haben wir jahrelang auf das falsche Fett gesetzt?“ Entsprechend wird ein Ölwechsel in der Küche empfohlen: Raps- statt Distelöl. Spätestens an dieser Stelle wird deutlich, dass hier ohne gewisse Detailkenntnisse in der Fettchemie keiner mehr mitreden,

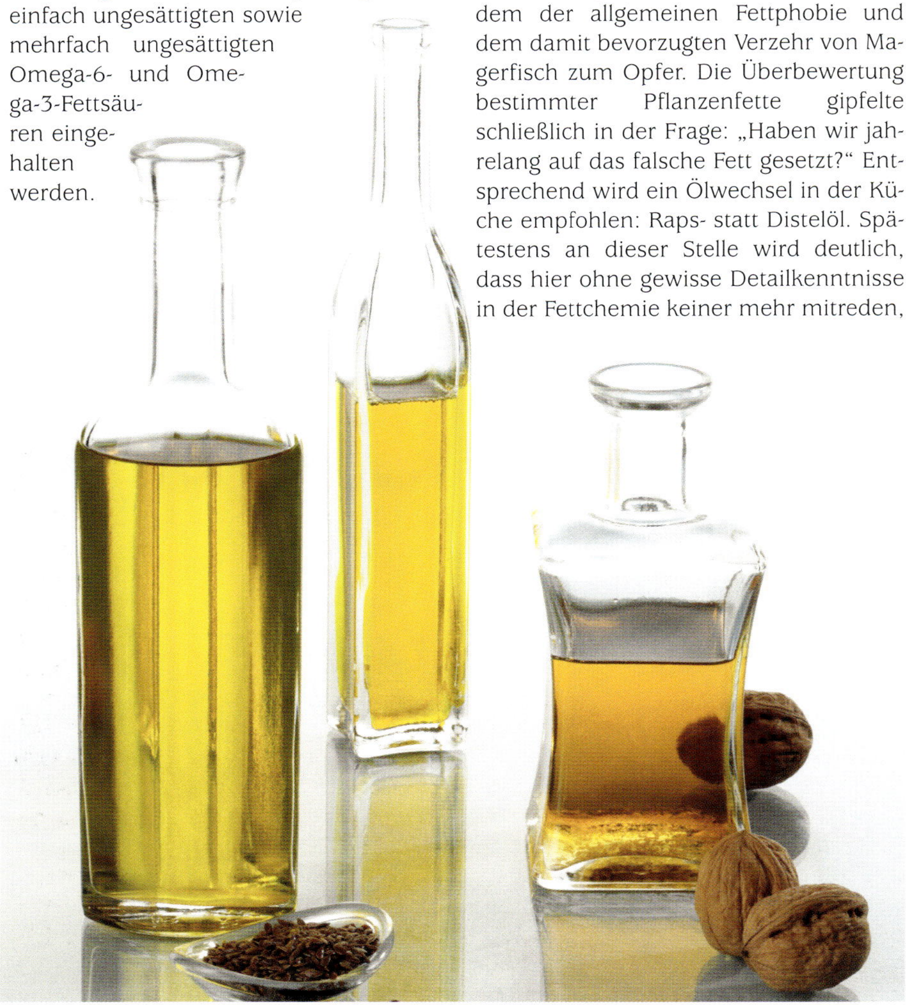

geschweige denn verstehen kann, was es mit Oliven- oder Rapsöl, Sonnenblumenkern- oder Distelöl, Fischöl und gehärtetem Pflanzenfett nun auf sich hat.

Fettsäuren – die Bausteine der Fette

Fette treten in vielerlei Form und Verpackung in unserer Nahrung auf und stammen aus den unterschiedlichsten Quellen. Sie können fest oder flüssig sein. Für den Wissenschaftler sind alle Fette vom chemischen Aufbau her zunächst einmal gleich. Jedes Fettmolekül hat einen einfachen Bauplan und sieht aus wie der große Buchstabe E.

Drei Fettsäuren sind mit dem Alkohol Glyzerin zu einem so genannten Triglyzerid verbunden, so der Fachname für Fett. Am Fettaufbau können jedoch ganz unterschiedliche Fettsäuren beteiligt sein – und hierin liegt der kleine Unterschied mit großer Bedeutung! Die Fettqualität ergibt sich nämlich im Wesentlichen aus der jeweiligen Fettsäure-Zusammensetzung.

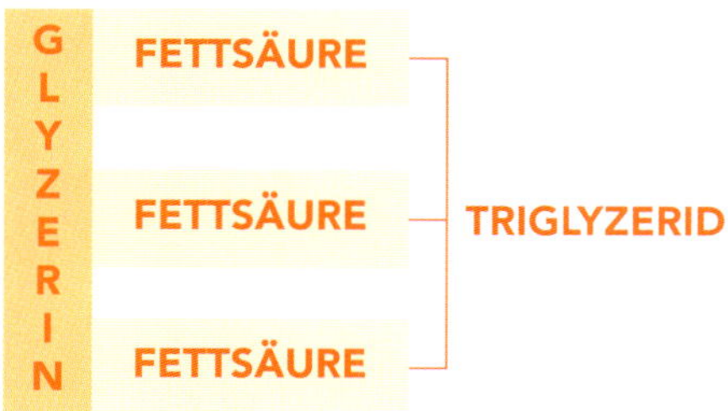

Eine Fettsäure ist eine Kette aus Kohlenstoff- (C) und Wasserstoffatomen (H), an deren Ende eine sauerstoffhaltige Carboxylgruppe (-COOH) mit Säureeigenschaft sitzt (siehe Abb. Seite 14 und 15). Grundsätzlich unterscheiden sich die Fettsäuren aufgrund der Anzahl der C-Atome, das heißt ihrer Kettenlänge (kurz-, mittel- und langkettig), sowie durch das Vorhandensein so genannter Doppelbindungen (Maß für Ungesättigtheit).

Wir sprechen von einer gesättigten Fettsäure, wenn jedes Kohlenstoffatom mit zwei Wasserstoffatomen verbunden, also vollständig abgesättigt ist.

Bei den ungesättigten Fettsäuren ist dagegen nicht jedes Kohlenstoffatom (C-Atom) in einer Kette mit zwei Wasserstoffatomen (H-Atomen) abgesättigt, sondern zwei benachbarte C-Atome können an einer oder mehreren Stellen durch eine so genannte Doppelbindung untereinander und mit jeweils nur einem H-Atom verbunden sein.

Bei nur einer Doppelbindung in einer Fettsäurekette spricht man von einer einfach ungesättigten Fettsäure, bei mehreren Doppelbindungen von einer mehrfach ungesättigten Fettsäure. Im Fachjargon tragen die **m**ehrfach **u**ngesättigten **F**ett**s**äuren die unschönen Kürzel MUFS oder international PUFA (nach dem englischen Begriff **P**oly**u**nsaturated **F**atty **A**cids). Zu der Gruppe der mehrfach ungesättigten Fettsäuren zählen die beiden Familien der Omega-6- und Omega-3-Fettsäuren. Davon essenziell sind die zweifach ungesättigte Linolsäure (Omega-6), die dreifach ungesättigte alpha-Linolensäure (Omega-3) und – nach Auffassung mancher Wissenschaftler – auch die noch höher ungesättigten Omega-3-Fettsäuren EPA (Eicosapentaensäure) sowie DHA (Docosahexaensäure).

Bei der Einteilung und gesundheitlichen Betrachtung der ungesättigten Fettsäuren fällt heute oft die Bezeichnung „Omega“ ins Auge.

Fettsäurefamilien

a) Gesättigte Fettsäure: *Stearinsäure*

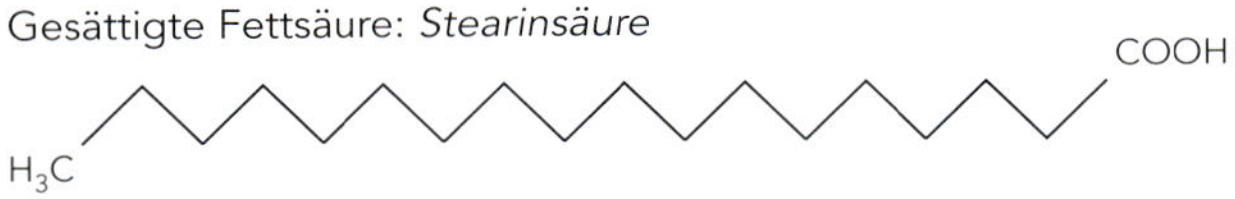

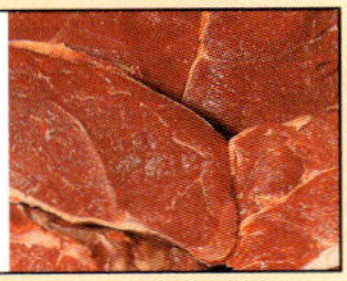

b) Einfach ungesättigte Fettsäure: *Ölsäure*

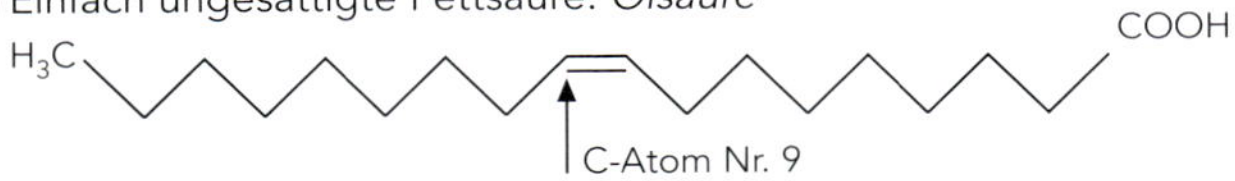

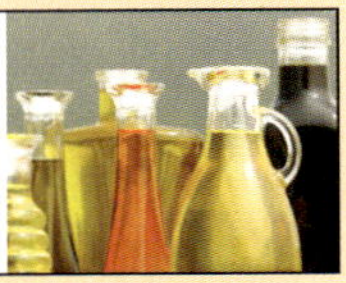

c) Omega-6-Fettsäure: *Linolsäure*

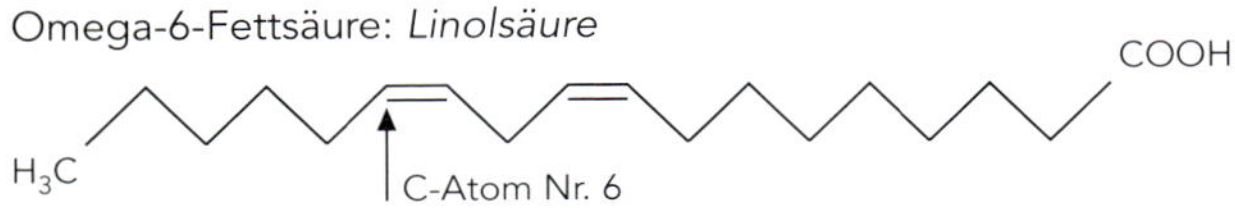

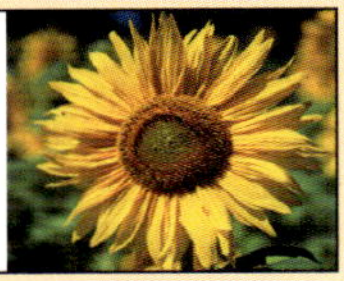

d) Omega-3-Fettsäure: *alpha-Linolensäure*

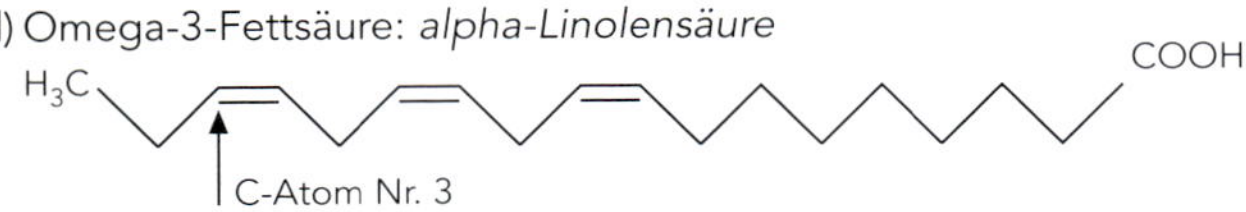

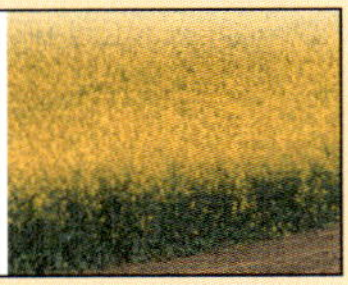

e) Omega-3-Fettsäure: *Eicosapentaensäure*

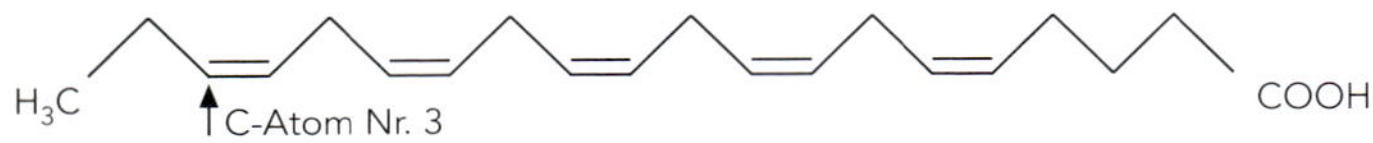

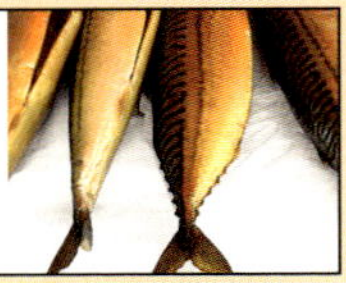

f) Omega-3-Fettsäure: *Docosahexaensäure*

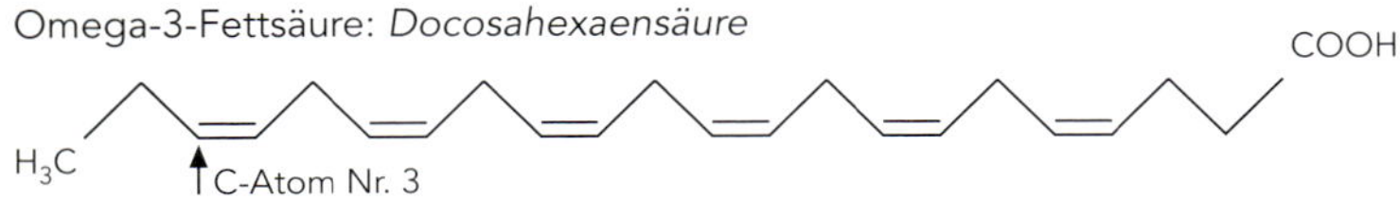

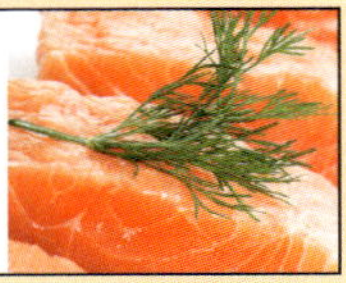

Was sind eigentlich Omega-Fettsäuren?

Die Omega-Fettsäuren gehören zur großen Gruppe der ungesättigten Fettsäuren mit 18 und mehr Kohlenstoffatomen. Sie sind also langkettige Fettsäuren. Die Bezeichnung Omega ist vom letzten Buchstaben des griechischen Alphabets abgeleitet und steht für das letzte C-Atom in der Fettsäurekette am so genannten Methylende (CH_3). Von diesem Ende an wird die erste Doppelbindung lokalisiert, die bei einer Omega-3-Fettsäure demnach am dritten Kohlenstoffatom zu finden ist.

Ausschnitt aus einem Fettsäuremolekül

Doppelbindung ↓

$CH_3–CH_2–CH = CH –$

Fettsäureende — 3. C-Atom

↑ Omega-3-Position der ersten Doppelbindung

Die ungesättigten Fettsäuren mit 18 und mehr Kohlenstoffatomen werden wiederum drei Omega-Fettsäuregruppen zugeordnet, und zwar:

Omega-9-Fettsäure:

Ölsäure – einfach ungesättigt aus Olivenöl und Rapsöl.

Omega-6-Fettsäure:

Linolsäure – zweifach ungesättigt aus Maiskeimöl, Sojaöl, Sonnenblumenkernöl und Distelöl.

Omega-3-Fettsäuren:

1. alpha-Linolensäure – dreifach ungesättigt aus Leinöl, Walnussöl, Rapsöl und
2. EPA (Eicosapentaensäure) – fünffach ungesättigt aus dem Fett (Fischöl) von Kaltwasserfischen (z. B. Hering, Makrele, Lachs) sowie
3. DHA (Docosahexaensäure) – sechsfach ungesättigt ebenfalls aus Fischölen und bestimmten Algen („DHA-Algenöl").

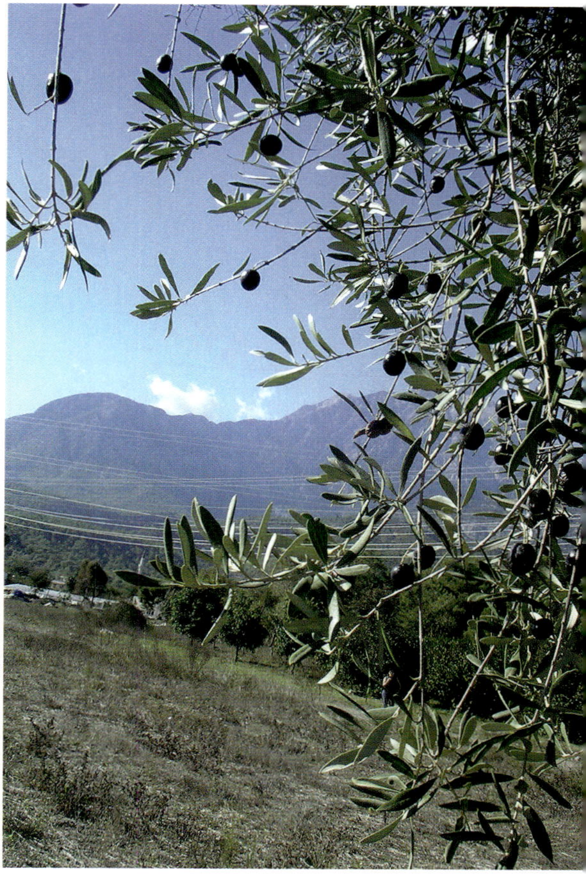

Nach so viel Fettchemie stellt sich die Frage nach der Konsequenz und Bedeutung für die Ernährungspraxis. Bei der gesundheitlichen Bewertung der Fettsäuren lässt sich leicht ins Fettnäpfchen treten. Dennoch möchten wir eine grundsätzliche Einstufung im Sinne einer Orientierung versuchen.

Bestimmte gesättigte Fettsäuren (Palmitinsäure sowie vermutlich auch Laurin- und Myristinsäure) erhöhen ebenso wie trans-Fettsäuren das blutgefäßschädigende LDL-Cholesterin und das sogar stärker als die Cholesterinaufnahme mit der Nahrung selbst.

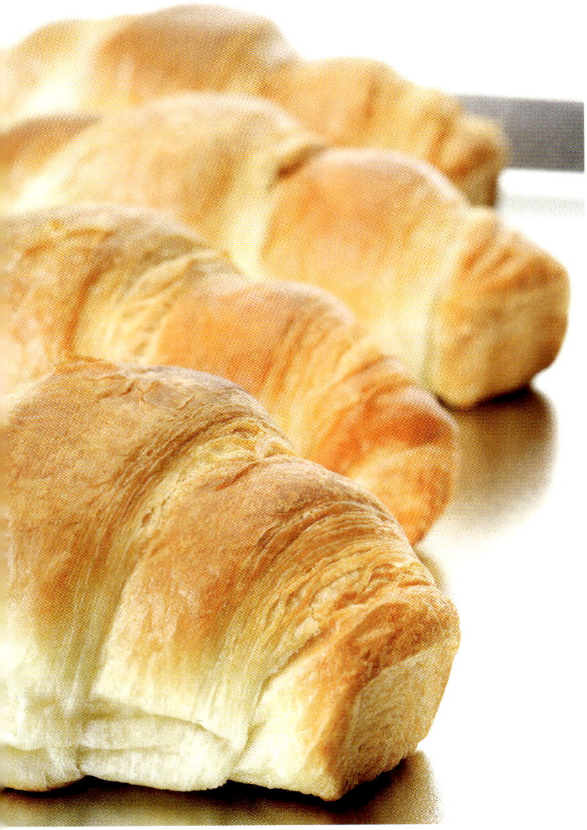

Empfehlung: Insgesamt weniger Fett und vor allem weniger in Form von fettreichen Molkereiprodukten und Wurstwaren sowie Backwaren, Gebäck, Chips und frittierten Speisen. Lesen Sie insbesondere auch bei Fertigprodukten die Inhaltsstoffangaben auf Verpackungen. Sie werden erstaunt sein, wie oft Sie (teil-)gehärtete Pflanzenfette, die auch gesättigte Fettsäuren enthalten, als Zutat entdecken. Maximal zehn Prozent der Kalorien dürfen aus gesättigten Fettsäuren stammen.

Einfach ungesättigte Fettsäuren aus Oliven- und Rapsöl senken das für die Entstehung von Arteriosklerose gefährliche LDL-Cholesterin, ohne den gefäßschützenden HDL-Anteil („gutes" Cholesterin) zu mindern. Außerdem sind die einfach ungesättigten Fettsäuren im Vergleich zu den höher ungesättigten Fettsäuren weniger empfindlich gegenüber Reaktionen mit Sauerstoff, die zur Bildung schädlicher freier Radikale führen können. Dem entgegen wirken unter anderem auch bestimmte sekundäre Pflanzenstoffe (Polyphenole) und das Vitamin E im Pflanzenöl. Beide Bestandteile sind wirksame Antioxidanzien. Die für die mediterrane Kost (Mittelmeerländerküche) typische, durch den Olivenölkonsum bedingte hohe Aufnahme von einfach ungesättigten Fettsäuren verbindet die Vorteile einer Senkung des LDL-Cholesterins mit einer verminderten Oxidationsanfälligkeit der LDL-Partikel, eine bei der Entstehung von Arteriosklerose besonders schädliche Reaktion.

Empfehlung: In der kalten und warmen Küche Oliven- und Rapsöl anstelle von Sonnenblumenkern- oder Distelöl verwenden. Bevorzugen Sie auch Margarine, die mit Oliven- oder Rapsöl hergestellt wird sowie Omega-3-Margarine aus dem Reformhaus. Rapsöl hat neben dem günstigen Gehalt an einfach ungesättigten Fettsäuren noch ein zusätzliches Gesundheitsplus: Es enthält die in unserer Ernährung seltene und knappe pflanzliche Omega-3-Fettsäure alpha-Linolensäure. Zur Versorgung mit einfach ungesättigten Fettsäuren tragen auch Nüsse (Haselnüsse, Mandeln, Pistazien und Erdnüsse) bei. Eine kleine Handvoll täglich ist ein herzgesunder Snack. Zehn bis 15 Prozent der Kalorien sollten aus einfach ungesättigten Fettsäuren stammen.

Mehrfach ungesättigte Fettsäuren erfordern insofern eine differenzierte Betrachtung und Empfehlung, als dass es sich um zwei eigenständige Familien mit jeweils unterschiedlichen Stoffwechselwegen und -funktionen handelt. Dabei bestehen sogar gewisse Konkurrenzverhältnisse untereinander. Im Gegensatz zur länger bekannten und früher einseitig bevorzugten Omega-6-Familie gewinnt heute die Omega-3-Familie zunehmend an Bedeutung. Wissenschaftliche Studien und Forschungsergebnisse bestätigen mehr und mehr deren großes und vielseitiges gesundheitsförderndes Potential. Zunächst aber gilt, dass Vertreter beider Fettsäure-Familien essenziell sind, das heißt wir benötigen sowohl die cis-Linolsäure (Omega-6) als zumindest auch die alpha-Linolensäure (Omega-3). Einige Wissenschaftler sind der Ansicht, dass wir ebenfalls EPA und DHA (Omega-3 aktiv) brauchen.

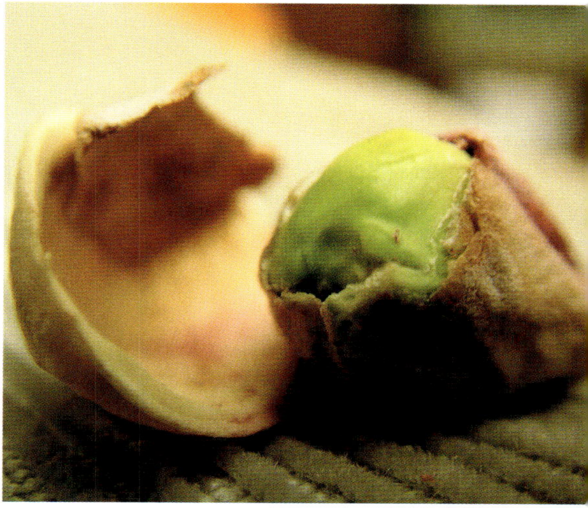

Fettsäurebalance aus dem Gleichgewicht

Während die beiden Fettsäurefamilien in der ursprünglichen Ernährung bzw. Urnahrung des Menschen in einem harmonischen Gleichgewicht vorhanden waren, dominiert heute die Omega-6-Familie die Omega-3-Familie um ein Vielfaches (siehe Abb. Seite 18). Statt empfehlenswerten 1:1 bis 5:1 soll das Verhältnis bereits 10:1 bis 20:1 betragen.

Veränderung von Fett- und Kohlenhydratqualität und gesundheitliche Folgen

Die natürliche Futtergrundlage sowohl von Wildtieren als auch von Fisch bedingte früher nicht zuletzt eine andere Fettsäurezusammensetzung in deren Fleisch als man sie heute in dem der Masttiere findet. Zusätzlich hat die einseitig von der Wissenschaft unterstützte Propaganda für linolsäurereiche Pflanzenöle und Margarinen mittlerweile dazu geführt, dass wir bei linolsäurereichen Pflanzenölen zu viel des Guten tun. Es ist richtig, wir benötigen Omega-6-Linolsäure für den Aufbau unserer Zellmembranen und zur Ausbildung hormonähnlicher Stoffwechselregler, aber ein Zuviel davon darf nicht auf Kosten der Produktion ebenfalls wichtiger Gewebshormone aus den Omega-3-Fettsäuren gehen. Es kommt auf ein gesundes biochemisches Gleichgewicht der gegensätzlichen Gewebshormone aus der Produktionsstraße der Omega-6- und Omega-3-Familie an, das heißt eine ausgewogene Produktion aller Gewebshormone. Vermeiden Sie deshalb die bereits schon so bezeichnete Omega-6-Fettsäureschwemme: Tauschen Sie linolsäurereiche durch einfach ungesättigte Fette aus oder verwenden Sie noch besser solche, die gleichzeitig Omega-3-alpha-Linolensäure enthalten, also **Rapsöl statt Sonnenblumenkern- oder Distelöl.** Diese empfehlenswerten Fette enthalten stets auch einen bestimmten, jedoch nicht übermäßigen Anteil Omega-6-Linolsäure, so dass Sie in Verbindung mit einem ebenfalls empfehlenswerten Verzehr keimhaltiger Vollkornprodukte (Vollkornbrot, Haferflocken, Müsli etc.) sowie Nüssen immer noch genug dieser essenziellen Fettsäuren zu sich nehmen. Diese

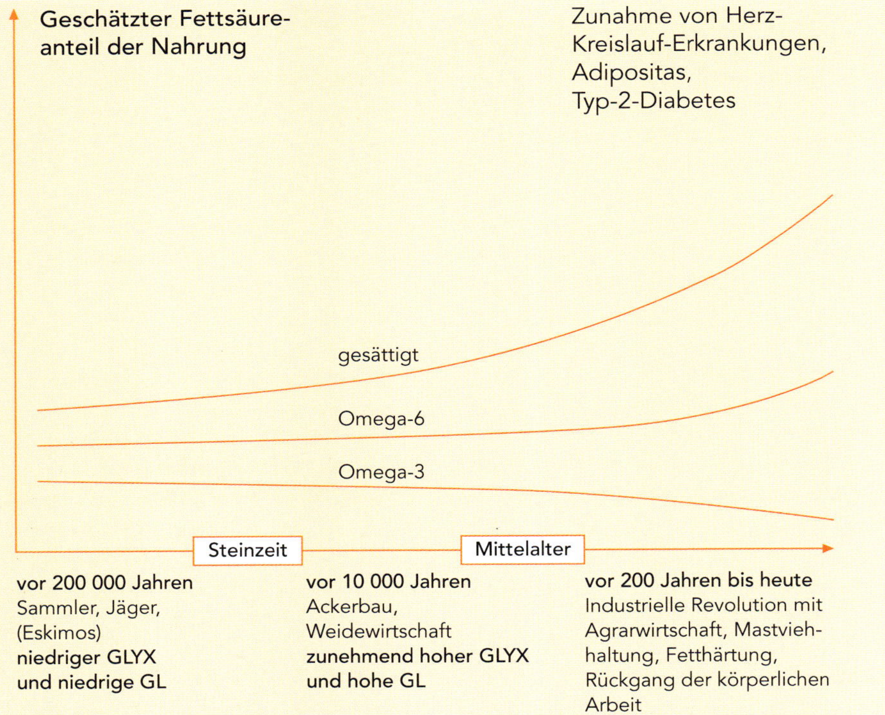

GLYX: Glykämischer Index; GL = Glykämische Last, Maßstab für den Blutzuckeranstieg

aus: Hamm, M., Die Slow Carb Diät (2005); die Zahlen beruhen a.d. Veröffentlichung von Weber, P. C., Epidemiologische und biochemische Studien über n-3-Fettsäuren in der Prävention der Arteriosklerose, Internist 30 (1989).

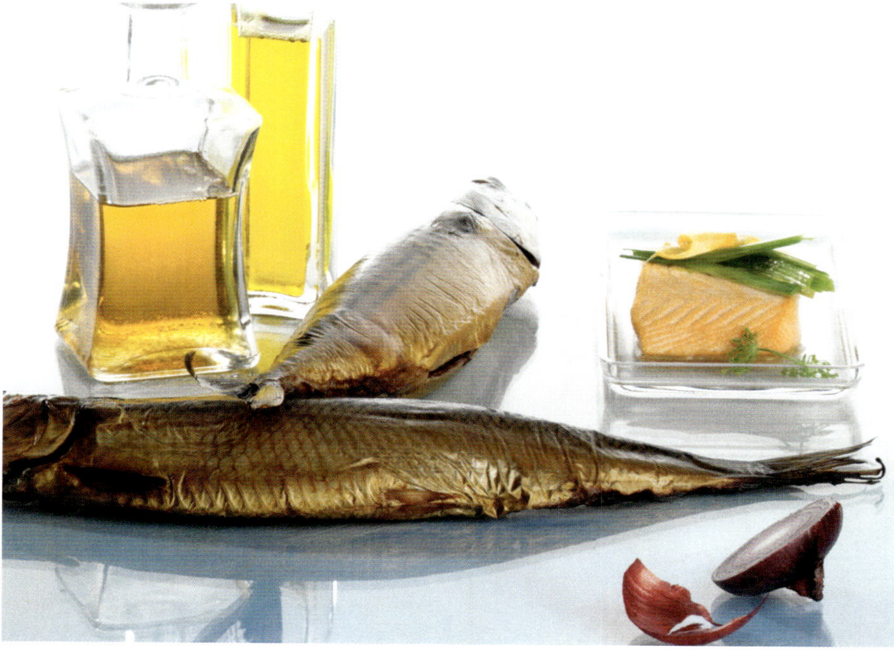

Akzentverschiebung hinsichtlich der Aufnahme von (weniger) Omega-6- und (mehr) Omega-3-Fettsäuren ist einfach notwendig, um die gesundheitlich vorteilhafte Gewebshormonproduktion aus der Omega-3-Schiene nicht zu blockieren und wieder gesunde Verhältnisse herzustellen.

Empfehlung: Rapsöl, Leinöl und Walnussöl bevorzugen; wöchentlich zwei Seefischmahlzeiten genießen und regelmäßig Vollkornprodukte essen. Maximal zehn Prozent der Kalorien dürfen aus mehrfach ungesättigten Fettsäuren stammen, wobei das Verhältnis Omega-6- zu Omega-3-Fettsäuren, das heißt Linolsäure zu alpha-Linolensäure mindestens 5:1 betragen sollte und **zusätzlich** mindestens 0,3 Gramm EPA/DHA (Eicosapentaensäure/Docosahexaensäure) aus marinen Quellen aufgenommen werden sollten.

Konkurrenzverhältnisse auf der Produktionsstraße der Gewebshormone

Mehrfach ungesättigte Fettsäuren stellen die Vorstufen von Gewebshormonen dar, die mit dem Fachnamen **Eicosanoide** bezeichnet werden und ein breites Spektrum an Wirkungen haben. Sie sind für alle Zellfunktionen wichtig und beeinflussen über verschiedene Mechanismen unsere Gesundheit. Zum besseren Verständnis ist ein Blick auf die Stoffwechselwege der Omega-6- und Omega-3-Fettsäure-Familien notwendig, ausgehend von der cis-Linolsäure und zum anderen von der alpha-Linolensäure.

Der Stoffwechselweg, von den mehrfach ungesättigten Fettsäuren ausgehend, stellt sich folgendermaßen dar: Aus den beiden essenziellen Fettsäuren, der cis-Linolsäure und der alpha-Linolensäure, kann der Körper, vorwiegend in der Leber, durch Kettenverlängerung um jeweils zwei C-Atome und Desaturierung („Einführung einer Doppelbindung") eine Reihe weiterer mehrfach ungesättigter Fettsäuren herstellen. Das Enzym Delta-6-Desaturase (vgl. Abbildung) stellt dabei einen gewissen Engpass auf der Produktionsstraße der Eicosanoide dar. Einmal kann seine Aktivität auf verschiedene Art und Weise vermindert bzw. gestört sein. Das geschieht unter anderem aufgrund genetischer Veranlagung, höherem Lebensalter, hoher Aufnahme gesättigter Fettsäuren, Alkoholmissbrauch, Diabetes mellitus oder unzureichender Versorgung mit den Cofaktoren für die ordnungsgemäße Enzymfunktion wie Zink, Magnesium und möglicherweise Vitamin B_6. Da das Enzym für die Umwandlung beider Fettsäure-Familien zuständig ist, kann andererseits ein deutlicher, für unsere Ernährung typischer Überhang an der Omega-6-Fettsäure Linolsäure die Umwandlung der ohnehin unterrepräsentierten Omega-3-Fettsäure alpha-Linolensäure in höhere ungesättigte Fettsäuren und die daraus abgeleiteten Eicosanoide der 3-er Reihe blockieren. Diese Umwandlung verläuft beim Menschen ohnehin sehr langsam und ist zudem stark begrenzt. Die in der Literatur oft zitierte Umwandlung von alpha-Linolensäure in einer Größenordnung von maximal zehn Prozent, wovon sechs Prozent auf EPA und vier Prozent auf DHA entfallen, ist unter praktischen Ernährungsbedingungen viel zu hoch gegriffen und dürfte bei linolsäurereicher Ernährung noch um 40 bis 50 Prozent niedriger liegen. In Wirklichkeit soll die Umwandlungsrate nur etwa zwei Prozent betragen, so der Omega-3-Forscher und Internist Dr. Peter Singer aus Bensheim.

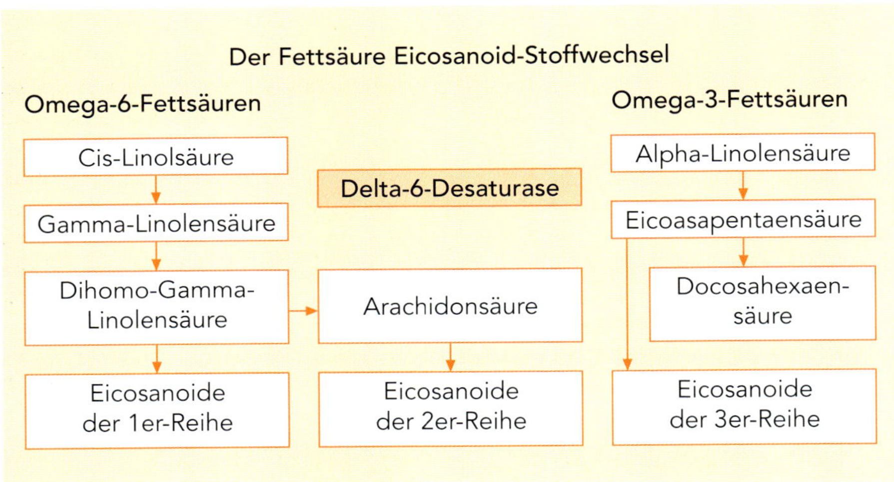

Vorfahrt für Omega-3 aktiv: EPA und DHA

Anhand der geschilderten Stoffwechselzusammenhänge wird deutlich, dass Omega-6-Linolsäure und Omega-3-alpha-Linolensäure untereinander in Konkurrenz treten und die Omega-6-Linolsäure sogar den Stoffwechsel der Omega-3-Familie beeinträchtigen kann. Welche Konsequenzen hat das in der Ernährungspraxis und für Ernährungsempfehlungen?

Die noch nicht zu Ende geführte Diskussion, ob neben alpha-Linolensäure auch EPA und DHA essenziell seien, geht davon aus, dass genügend alpha-Linolensäure durch das Delta-6-Desaturase-Enzym umgewandelt wird. Deshalb gibt es im deutschsprachigen Raum auch noch keine offiziellen Referenzwerte (Zufuhrempfehlungen) der Ernährungsgesellschaften für EPA und DHA. Sicher überbrücken lässt sich der beschriebene Stoffwechselengpass und das daraus resultierende Defizit allerdings nur mit der direkten Zufuhr von EPA und DHA aus marinen Quellen.

Die aufwändige Stoffwechselumwandlung im menschlichen Körper entfällt, wenn Sie bereits „fertige" EPA/DHA aus fetthaltigem Meeresfisch, Lachsöl oder DHA-Konzentrat aus Algen in Form von angereicherten Omega-3-Lebensmitteln (Functional Food) oder entsprechenden Nahrungsergänzungsmitteln (Kapseln) aufnehmen. Diese vorgefertigten, höher ungesättigten langkettigen Omega-3-Fettsäuren sind biologisch aktiver als die Vorstufe alpha-Linolensäure aus Lein-, Raps- oder Walnussöl.

„Biologisch aktiver" bedeutet ganz einfach, die Omega-3-Fettsäuren EPA und DHA liegen entweder in ihrer direkten Wirkform vor (z. B. DHA als Baustein der Gehirnzellmembranen) oder sind im Stoffwechsel einen entscheidenden Schritt näher am eigentlichen Geschehen, das heißt an ihrer biologischen Zweckbestimmung und biochemischen Zielfunktion als Eicosanoidbaustein. Vergleichen Sie dazu einmal das Stoffwechselschema auf Seite 20.

Fazit: Nur EPA (Eicosapentaensäure) und DHA (Docosahexaensäure) können zutreffend als Omega-3-aktiv bezeichnet werden. Damit lässt sich auch wissenschaftlich begründet eine deutliche Abgrenzung von ihrer pflanzlichen Vorstufe aus Leinsamen, Leinöl, Walnüssen, Walnussöl und Rapsöl vornehmen. Wir empfehlen aufgrund dieser Zusammenhänge in jedem Fall eine eigenständige Aufnahme von EPA/DHA aus den genannten Quellen und, quasi als Basismaßnahme, einen Austausch der Pflanzenöle und -fette wie zum Beispiel Rapsöl statt Distelöl, Raps- oder Olivenölmargarine auch mit Walnussöl statt linolsäurereicher Diätmargarine. Damit sind Sie auf dem richtigen Omega-3-Pfad!

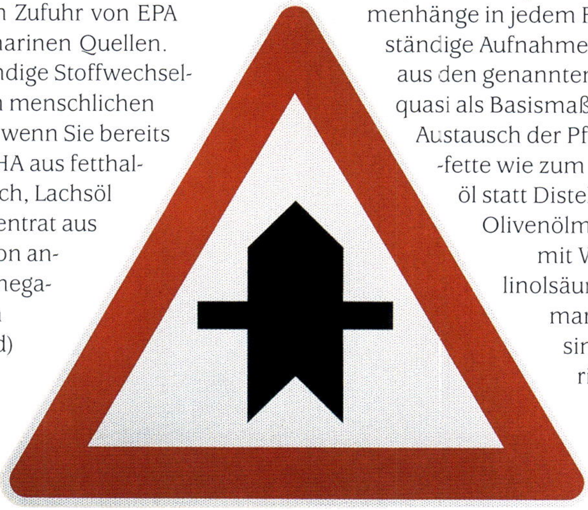

Omega-3 von Anfang an

Omega-3-Fettsäuren spielen von Anfang an eine herausragende Rolle für die gesunde Entwicklung des Menschen. Omega-3-Fettsäuren sind unerlässlich für die optimale geistige Entwicklung. Wissenschaftler gehen davon aus, dass sich die ersten Menschen in Ostafrika an den Seeufern des Rift Valley entwickelten. Sie ernährten sich hauptsächlich von Fisch, der reichlich langkettige Omega-3-Fettsäuren wie EPA und DHA enthält. Diese hoch ungesättigten Fettsäuren waren entscheidende „Entwicklungshelfer", das heißt mitverantwortlich dafür, dass sich vor zwei Millionen Jahren der „wissende Mensch" entwickelte, der so genannte „Homo sapiens". Die Leistungsfähigkeit seines Gehirns nahm zu, weil sich seine Nahrungsqualität durch den hohen Gehalt an langkettigen Omega-3-Fettsäuren verbesserte.

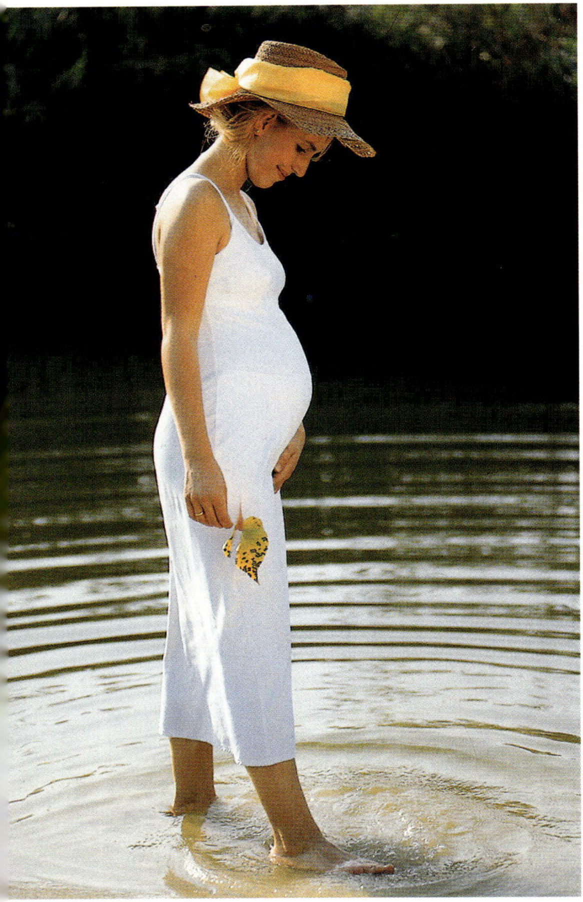

In verschiedenen wissenschaftlichen Arbeitskreisen und Fachtagungen wurde die Bedeutung von EPA/DHA als Schlüsselsubstanz für die Heranbildung des menschlichen Gehirns immer wieder bestätigt, ebenso wie die Tatsache, dass EPA und DHA entscheidende Nahrungsfaktoren des Urmenschen waren und auch in günstiger Relation zu den Omega-6-Fettsäuren vorlagen.

Omega-3-Fettsäuren für eine gesunde Zukunft

Michael Crawford, Professor am Institute of Brain Chemistry, University of North London, veröffentlichte eine Studie darüber, wie Omega-3-Fettsäuren bereits im Mutterleib die Entwicklung von Intelligenz und Sehvermögen des Embryos beeinflussen und später im menschlichen Organismus Gesundheitsproblemen wie kardiovaskulären Erkrankungen vorbeugen. Nach seinen Erkenntnissen könnte die Ernährung werdender Mütter sogar die Zukunft der Spezies Mensch entscheidend mitbestimmen.

Ein US-amerikanischer Kollege Crawfords, Professor William Connor, wies auf einem internationalen Ernährungskongress darauf hin, dass Omega-3-Fettsäuren wichtige Bestandteile von Nerven- und Gehirnzellen sowie der Retina (Netzhaut) seien. Da es sich um essenzielle Nährstoffe handele, müssten sie in ausreichender Menge mit der Nahrung aufgenommen werden. Dies gelte im besonderen für schwangere oder stillende Frauen, da speziell die Omega-3-Fettsäure DHA (Docosahexaensäure) entscheidend für die embryonale und frühkindliche Entwicklung des Nervensystems sowie das Wachstum sei. Aus diesem Grund plädiert er für eine weltweite Anreicherung von Säuglingsmilchnahrung mit DHA, um auch nicht gestillten Säuglingen und Frühgeborenen eine optimale geistige und körperliche Entwicklung zu ermöglichen.

Eine von der EU geförderte und der Kinderklinik der Universität München koordinierte Konsensuskonferenz mit über 50 Experten, die im August 2007 in Athen stattfand, gibt eine neue und weltweit erstmals einheitliche Empfehlung heraus, in der während der Schwangerschaft und Stillzeit eine Nahrungszufuhr von durchschnittlich mindestens 200 mg DHA pro Tag befürwortet wird.

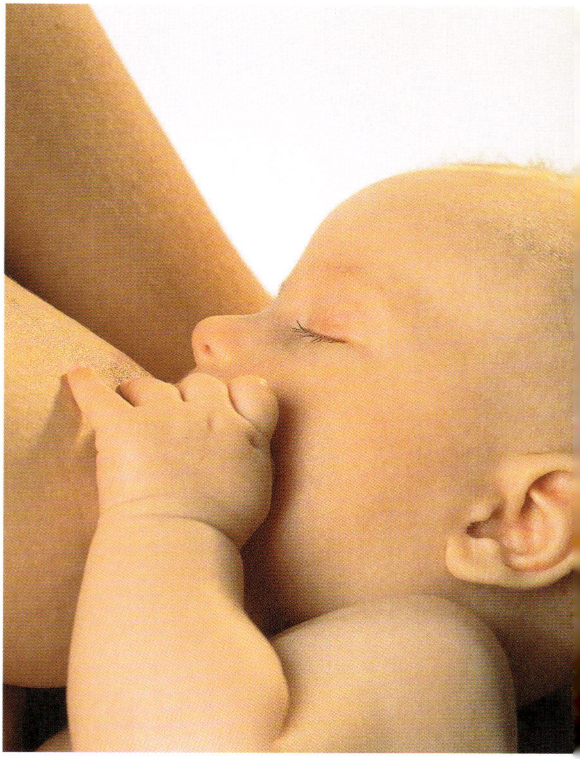

Lebenslang Omega-3

Dabei erweisen sich die langkettigen Omega-3-Fettsäuren – vor allem EPA und DHA – während des gesamten Lebens als „Alleskönner" in Sachen Gesundheit. Dass es sich beim Allroundtalent Omega-3 jedoch nicht um ein Wundermittel gegen fast alle Beschwerden handelt, lässt sich anhand der positiven Beeinflussung grundlegender Stoffwechselvorgänge durch EPA und DHA erklären und zwar einmal als funktioneller Bestandteil der Zellmembran und zum anderen als Baustein der bereits erwähnten regulatorisch wirksamen Eicosanoide.

In den unterschiedlichsten Anwendungsgebieten spiegelt sich die fundamentale Bedeutung der Omega-3-Fettsäuren für das menschliche Leben und die Gesundheit wieder. Ihre Wirkungen sind alle physiologisch erklärbar. Nicht umsonst stellen Omega-3-Fettsäuren einen wertvollen Nahrungsbestandteil bereits in der Muttermilch dar.

Wenn Sie sich entschlossen haben, zur Unterstützung oder Wiederherstellung gesunder Verhältnisse in Ihrem Stoffwechsel gezielt Omega-3-/EPA/DHA-haltige Nahrungsergänzungen einzunehmen, sprechen Sie Ihren Arzt bitte darauf an. Es gibt so viel wissenschaftlich überzeugende Beweiskraft für diese wertvollen Fettsäuren marinen Ursprungs, dass es heute kein Argument mehr dafür gibt,

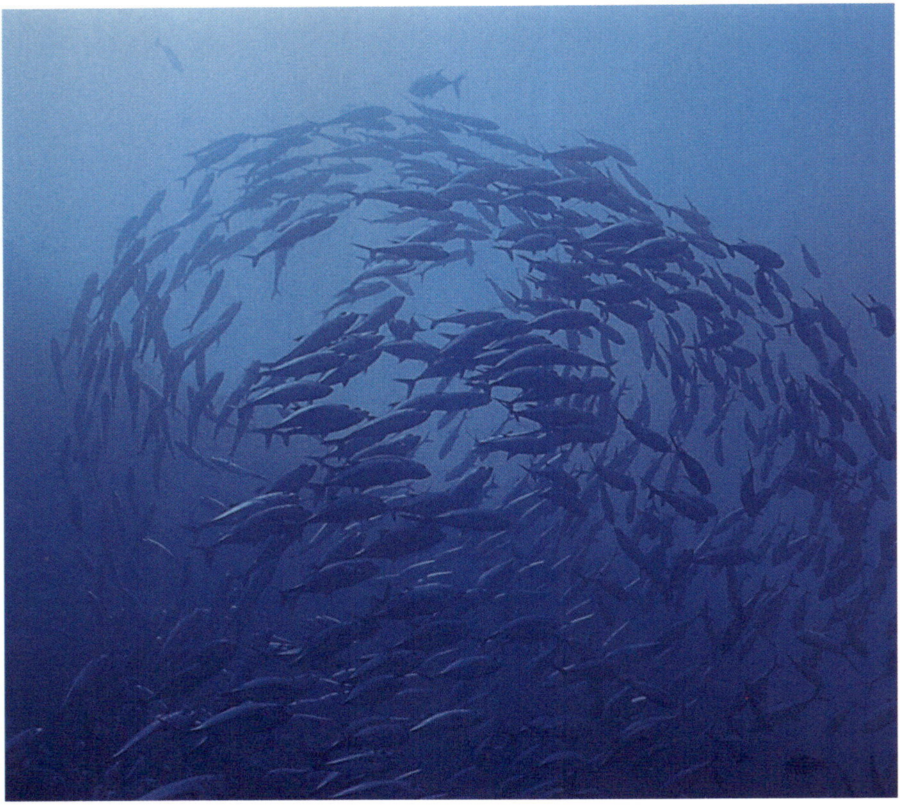

die nahrungsergänzende Aufnahme von diesen langkettigen Omega-3-Fettsäuren grundsätzlich abzulehnen. Das gilt umso mehr, je weniger die natürlichen Nahrungsquellen, wie zum Beispiel fetthaltiger Fisch, gegessen werden. Wir werden Sie in den folgenden Kapiteln noch ausführlicher darüber informieren, wo sich konkret deren Einsatz – wissenschaftlich begründet sowohl vorbeugend als auch diätetisch-therapeutisch – lohnt und in welchen Fällen sogar eine sinnvolle Kombination von hoch wirksamen Arzneimitteln mit EPA und DHA ausdrücklich angeraten werden kann.

Das Informationsangebot zu Omega-3-Fettsäuren nimmt nicht nur für interessierte Laien, sondern gerade auch für Fachkreise ständig zu. Besonders der Arbeitskreis Omega-3 (Adresse im Impressum dieses Buches) setzt sich für eine wissenschaftlich seriöse Aufklärung zu diesen gesundheitlich überaus wertvollen Premium-Nahrungsfettsäuren ein.

Doch kommen wir zurück zu den grundlegenden Wirkmechanismen der langkettigen Omega-3-Fettsäuren EPA und DHA als Zellmembran- und Eicosanoidbausteine.

Fettbestandteile – Gerüst und Schmiermittel des Gehirns

Fette – die Fachbezeichnung lautet Lipide – sind für den Körper hauptsächlich Energielieferanten. Bei Kopfarbeitern ist Fett als konzentrierter Kalorienlieferant deshalb nicht zu Unrecht als Dickmacher gefürchtet. Und da das Gehirn seine Energie in erster Linie aus der Verbrennung von Glukose bezieht, scheint Fett für die Denkarbeit überflüssig zu sein. Doch unser Denkapparat braucht diesen Nährstoff als Baumaterial und bekommt „das richtige Fett ab", wenn wir beim Essen auf das gesunde Augenmaß und eine gute Qualität achten.

Gehirn- und Nervennahrung sind hauptsächlich bestimmte, mehrfach ungesättigte Fettsäuren, wie sie in hochwertigen Pflanzenölen und im Fett von Kaltwasserfischen (Fischöl) vorkommen. Einfach und mehrfach ungesättigte Fettsäuren halten schließlich den Cholesterinspiegel in Schach und die Blutgefäße gesund – eine unerlässliche Voraussetzung für die gute Durchblutung des Gehirns. Immerhin setzt sich ungefähr die Hälfte der organischen Bestandteile unseres Gehirns und Nervensystems aus Fettbestandteilen zusammen. Dort erfüllen diese spezifischen Gehirnlipide Gerüst- und Schmiermittelfunktion und ermöglichen eine Bindungsfähigkeit für die Nervenbotenstoffe (Neurotransmitter), also jene flinken Nachrichtenkuriere in Gehirn und Nerven. Besonders wichtig ist die Beteiligung von mehrfach ungesättigten Fettsäuren am Aufbau der Zellmembranen. Dazu sollte man wissen, dass im Gegensatz zur pflanzlichen Zelle, deren gerüstbildenden Elemente Ballaststoffe sind, die menschliche Zelle von einer Membran, einer Art Schutzhülle und Filter zugleich, umgeben ist. Die Art der an ihrem Aufbau beteiligten Fettsäuren entscheidet über das korrekte Funktionieren der Zellmembranen und verdeutlicht bildhaft, was an dieser Stelle mit „Schmiermittel" gemeint ist: Ein hoher Gehalt an mehrfach ungesättigten Fettsäuren beeinflusst die Zellmembranfluidität positiv. Das heißt, sie machen die

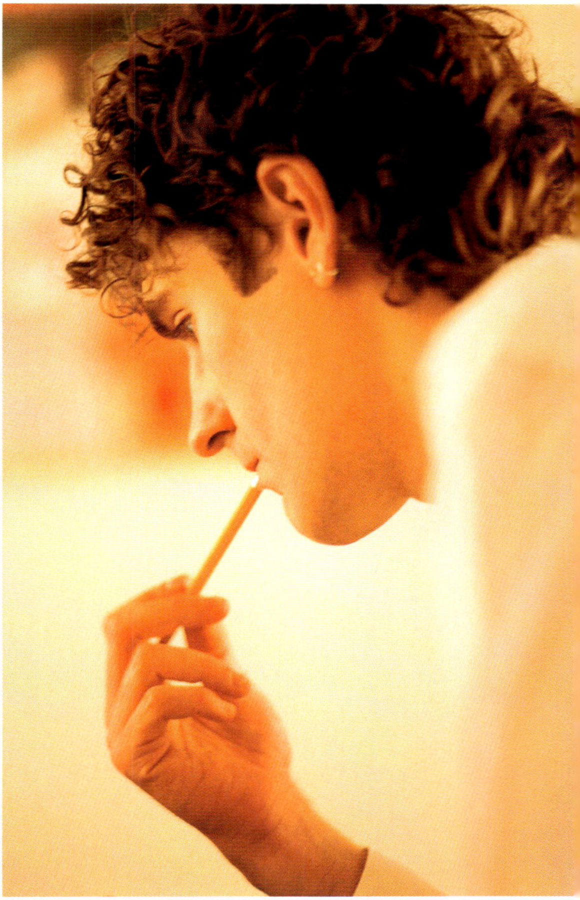

Zellmembran, als Voraussetzung für deren Pförtneraufgaben, sozusagen „flüssiger“ bzw. „flexibler“. Dies ist deshalb so wichtig, weil alle Zellfunktionen wie Stoffaustausch sowie Informationsweitergabe und -speicherung im Zentralnervensystem behindert werden, wenn die Zellmembranfluidität herabgesetzt ist.

Verhärtungen der Zellmembranen behindern diese wichtigen Funktionen im Gehirn und Nervensystem. Sie entstehen durch Fehlernährung, wie die hohe Aufnahme gesättigter Fettsäuren oder den Mangel an mehrfach ungesättigten Gehirnfettsäuren sowie durch Alterserscheinungen. In diesem Zusammenhang erweist es sich als äußerst interessant, dass etwa 60 Prozent der Gesamtfettsäuren der Netzhaut des Auges (Retina) und 40 Prozent der mehrfach ungesättigten Gehirnfette aus DHA bestehen, wie sie im Fischöl und in bestimmten Algen (DHA-Algen) vorkommt. DHA ist ebenfalls die dominierende Fettsäure im Phosphatidylserin-Molekül, eine für die Informationsverarbeitung im Gehirn entscheidende Substanz. Fisch essen macht schlau! – Diese Volksweisheit hat also vor allem mit dem hohen Omega-3-DHA-Gehalt zu tun.

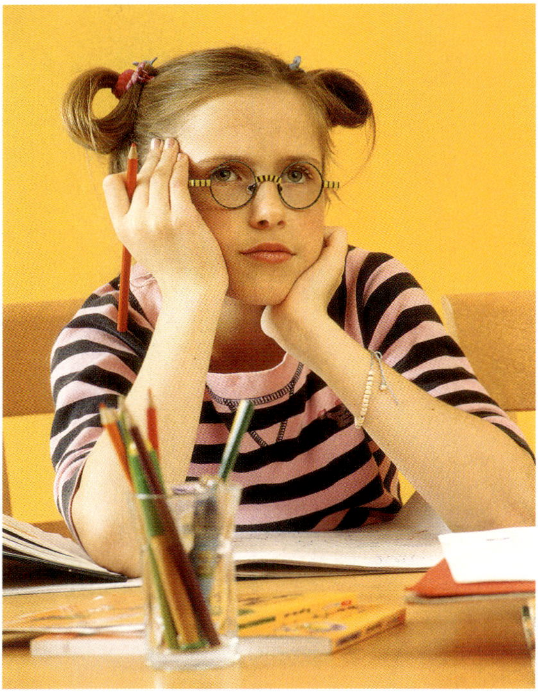

Eicosanoide – hormonelle Signalstoffe der besonderen Art

Die Bezeichnung Eicosanoide leitet sich ab von „eicosa“, dem griechischen Wort für zwanzig. Eicosanoide sind Verbindungen, die u. a. aus 20 Kohlenstoffatomen bestehen. Sie werden im Körper aus mehrfach ungesättigten Fettsäuren mit ebenso vielen C-Atomen gebildet.

Im Zusammenhang mit den Eicosanoiden sind besonders die beiden C-20-Fettsäuren EPA Eicosapentaensäure (Omega-3) und Arachidonsäure (Omega-6) von Interesse. Beide sind Ausgangssubstanzen für ein kompliziert abgestimmtes hormonelles Reglersystem, das durch die unterschiedlich hohe Zufuhr dieser beiden Fettsäuren mit der Nahrung beeinflusst werden kann. Dadurch können wiederum die außerordentlich vielfältigen Wirkungen dieser Stoffwechselregler moduliert werden.

Für die bahnbrechenden Verdienste auf dem Gebiet der Eicosanoidforschung wurden bereits 1982 die Wissenschaftler Professor Bergstrøm, Professor Samuelsson (beide Schweden) und Professor Vane (Großbritannien) mit dem Nobelpreis für Medizin ausgezeichnet. Unter der Gruppenzeichnung Eicosanoide für die hormonähnlichen Substanzen werden verschiedene Verbindungen mit unterschiedlicher Wirkung zusammengefasst wie Prostaglandine, Prostacycline, Thromboxane und Leukotriene.

Ein gesundes Gleichgewicht

Dabei bedeutet ein biochemisches Gleichgewicht von Eicosanoiden mit gegensätzlichen Wirkungen Gesundheit, ein Ungleichgewicht Krankheit. Diese stark vereinfachte Sichtweise führt manchmal zur laienverständlichen Bezeichnung von guten und schlechten Eicosanoiden, wobei die guten zur Gefäßerweiterung, Blutgerinnungshemmung, Entzündungshemmung, Verringerung der Schmerzübertragung und Stimulierung der Immunantwort führen sollen. Den schlechten hingegen werden gegenteilige Effekte zugeschrieben, insbesondere Gefäßverengung und Gerinnungsförderung sowie Entzündungsförderung.

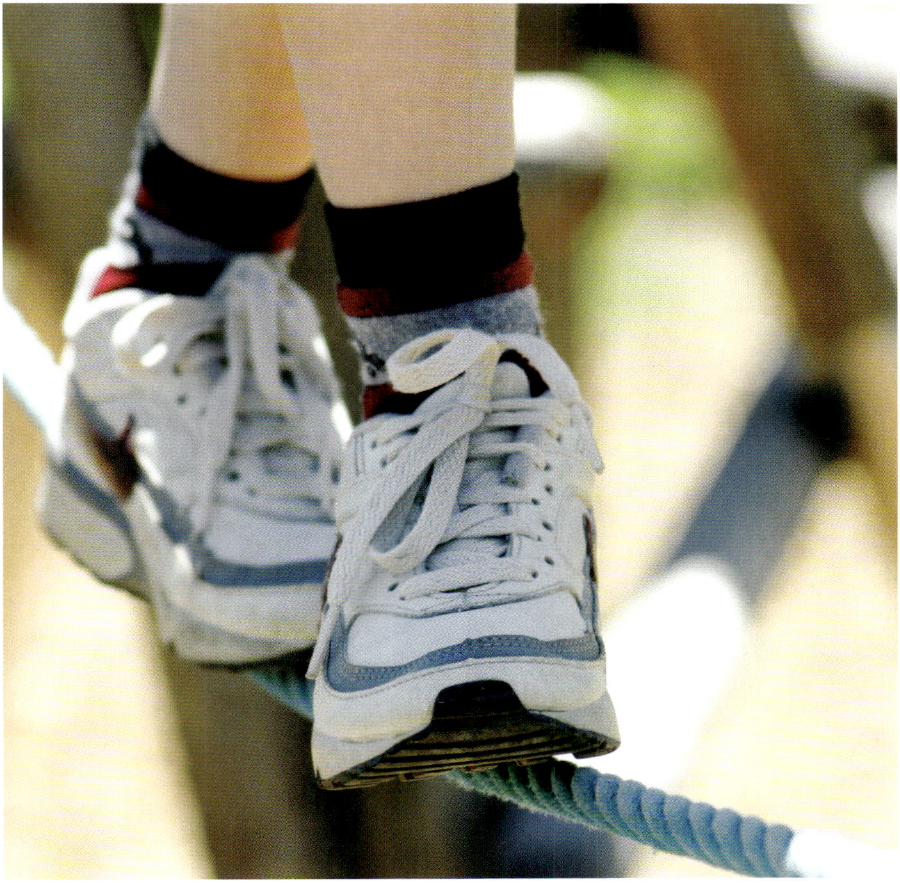

Den aus der Omega-3-Fettsäure EPA gebildeten Eicosanoiden kommen die gesundheitsfördernden Eigenschaften und den aus der Omega-6-Fettsäure Arachidonsäure die eher gesundheitsnachteiligen Effekte zu.

Insgesamt kann damit der günstige Einfluss einer Omega-3-reichen Ernährung, insbesondere einer an direkter EPA- und DHA-reichen, im Hinblick auf eine Vielzahl von Erkrankungen wie Fettstoffwechselstörungen, arteriosklerotischen Gefäßveränderungen, Störungen der Blutgerinnung, Bluthochdruck und chronisch-entzündliche Erkrankungen erklärt werden. Omega-3 ist also kein Wundermittel, sondern ein physiologisch plausibles Wirkprinzip!

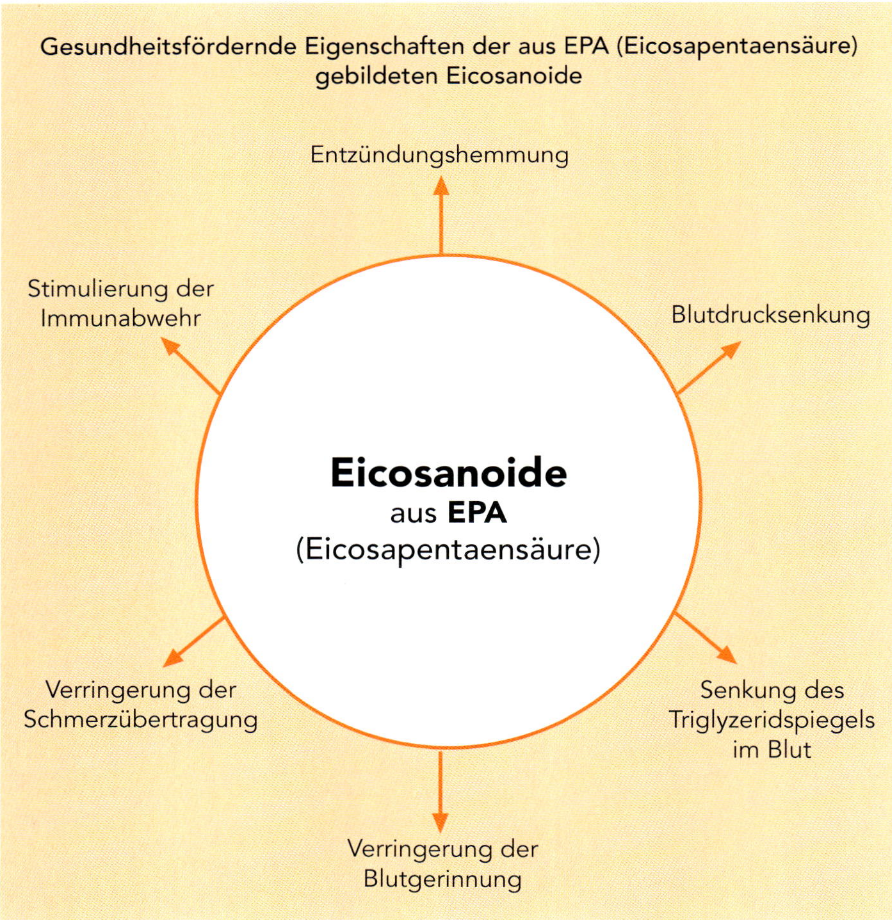

Omega-3-EPA und -DHA: Alles Gute für Herz und Kreislauf

2

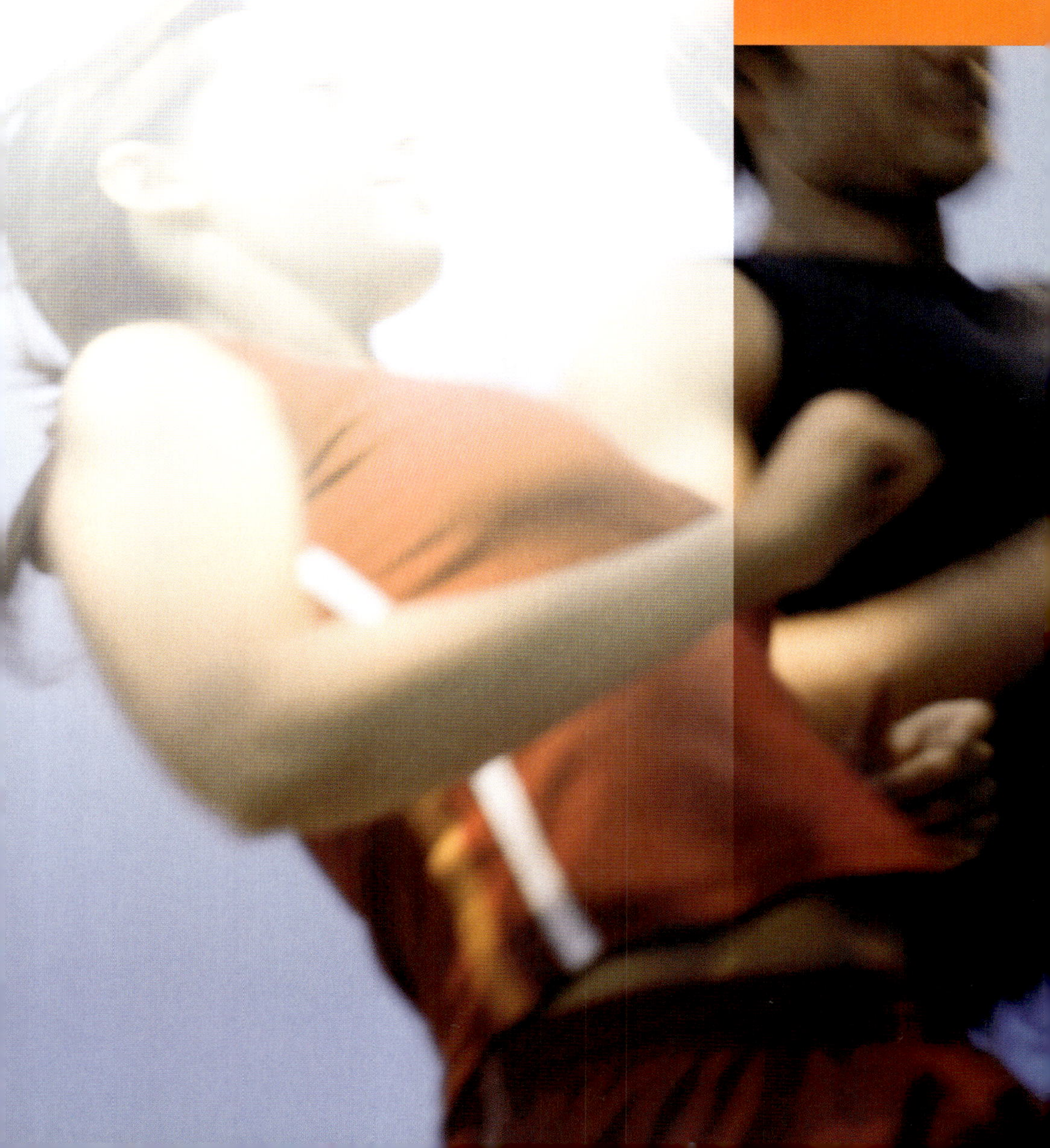

Das derzeit am besten mit klinischen Studien belegte Einsatzgebiet von langkettigen Omega-3-Fettsäuren ist die Vorbeugung gegen Herz-Kreislauferkrankungen einschließlich deren lebensbedrohlicher Komplikationen. Ausgangspunkt für die Erforschung dieses lebensrettenden Omega-3-Schutzes sind die Beobachtungen an Bevölkerungsgruppen, die traditionell eine fischreiche Ernährung wählen. Dagegen sind Herz-Kreislauferkrankungen in westlichen Industrieländern immer noch die Haupttodesursache.

Wie so häufig in der Ernährungswissenschaft wurde man auf den positiven Einfluss von Seefisch auf die Blutgefäße aufgrund wissenschaftlicher Beobachtungen aufmerksam. Bereits Anfang der 1950er Jahre vermuteten norwegische Wissenschaftler, dass der vermehrte Verzehr von Seefisch die Sterblichkeit an Herz-Kreislauferkrankungen sowie das Risiko von Thrombosen und Embolien im Anschluss an Operationen senkt. Die entscheidenden Erkenntnisse lieferten jedoch dänische Forscher: Ausgehend von der Tatsache, dass ein hoher Fettverzehr die Entwicklung arteriosklerotischer Gefäßveränderungen steigert, verglich man die Sterblichkeitsraten an akutem Herzinfarkt bei Dänen und in Grönland lebenden Eskimos (Inuit). Obwohl der Fettkonsum bei den Inuit weit über dem in Dänemark lag, war die Rate tödlicher Infarkte bei den Dänen um das

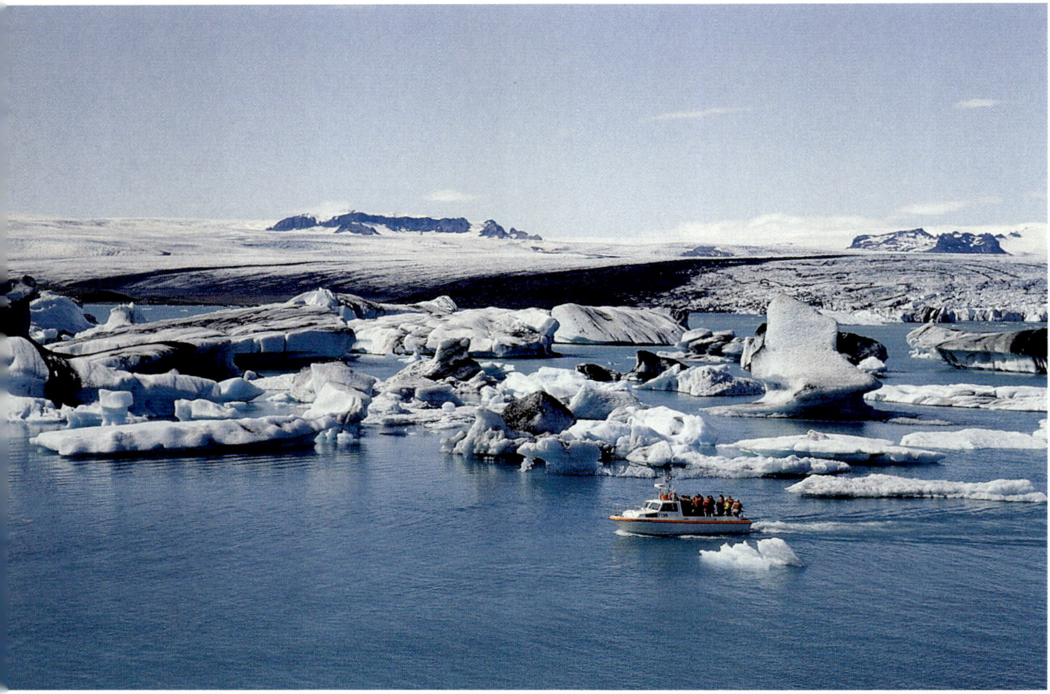

Zehnfache höher. Allerdings lag die Infarktrate bei Eskimos, die in Dänemark lebten und auf ihre traditionelle Ernährung verzichteten, genauso hoch wie bei den Dänen. Dieser Befund spricht für Umweltfaktoren – hier die Ernährungsgewohnheiten – und nicht für genetische Unterschiede der beiden Völker.

Das Grönland-Paradox

Die traditionelle Kost der Inuit ist hochkalorisch, fett-, eiweiß- und cholesterinreich. Sie enthält wenig Ballaststoffe und mehrfach ungesättigte Fettsäuren vom Typ der Linolsäure (Omega-6-Fettsäure). Damit wären alle Voraussetzungen für die Förderung der Arteriosklerose aus Ernährungssicht gegeben. Ein deutlicher Unterschied zur arteriosklerosefördernden Ernährung besteht jedoch im hohen Gehalt an hoch ungesättigten Omega-3-Fettsäuren – insbesondere EPA und DHA – aus dem Fett von Kaltwasserfischen.

Die Schutzeffekte und die Wirkmechanismen der Omega-3-Fettsäuren sind weitgehend bekannt. Sie senken die Konzentration von Triglyzeriden (Neutralfetten) im Blut, wirken positiv auf den Blutdruck und verringern das Zusammenklumpen der Blutplättchen (Thrombozyten). Dadurch verbessern sie die Fließeigenschaften des Blutes. Außerdem wird der Herzrhythmus stabilisiert und damit Rhythmusstörungen vorgebeugt.

Ein hoher Verzehr der in Seefisch enthaltenen Omega-3-Fettsäuren mindert das Risiko einer arteriosklerotischen Gefäßveränderung bereits in einem sehr frühen Stadium. Weitere Studien mit ähnlich positiven Ergebnissen wurden in Japan und Holland durchgeführt. Eine weitere Bestätigung lieferte die im April 1997 veröffentliche Chicago Western Electric Study, die unter anderem zeigt, dass Männer, die wenig oder gar keinen Fisch aßen, das höchste Herzinfarkt- und Sterberisiko hatten. Der Gruppenunterschied zu den weniger Gefährdeten war eindeutig mit dem unterschiedlich hohen Fischverzehr zu erklären.

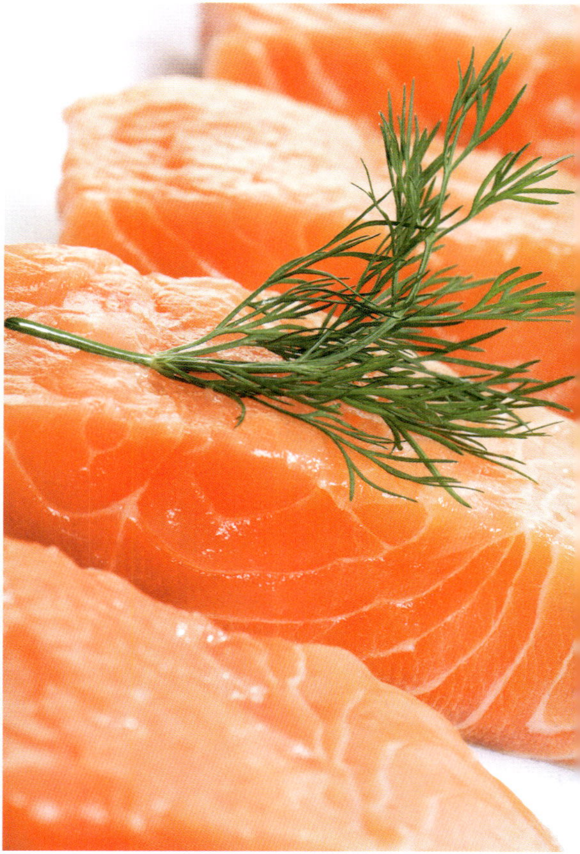

Im Anschluss möchten wir viele zusätzliche Studien anführen, die es nachvollziehbar machen, dass immer häufiger auch hierzulande und in ganz Europa von Ärzten die langkettigen Omega-3-

Fettsäuren gezielt bei Herz-Kreislauferkrankungen eingesetzt werden. Insbesondere empfiehlt die Amerikanische Herzgesellschaft (AHA) bereits seit einiger Zeit gesunden Menschen und Herzkranken, Omega-3-Fettsäuren (EPA und DHA) durch mindestens zwei Fischmahlzeiten pro Woche zu sich zu nehmen. Welche Fische besonders geeignet sind, lesen Sie auf Seite 75.

Nicht nur für Fachleute lesenswert: Wichtige Herz-Kreislauf-Studien und ihre Ergebnisse

Inzwischen gibt es weltweit mehr als 15 000 wissenschaftliche Arbeiten, die vor allem den marinen Omega-3-Fettsäuren EPA und DHA einen ganz besonders hohen gesundheitlichen Nutzen für Herz, Kreislauf und Stoffwechsel bescheinigen.

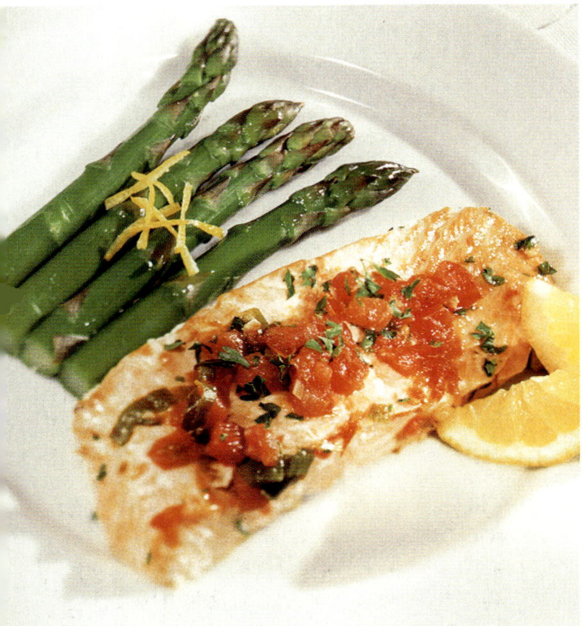

Verschiedene Studien belegen es: Wer täglich durchschnittlich 30 Gramm Fisch zu sich nimmt, kann das Risiko für einen tödlichen Herzinfarkt bzw. plötzlichen Herztod um die Hälfte reduzieren. Das bedeutet in der praktischen Umsetzung nicht unbedingt täglichen Fischverzehr, sondern umgerechnet zwei bis drei Fischmahlzeiten pro Woche!

Dass bereits ein geringer Fischverzehr vorteilhaft ist, geht aus einer holländischen Studie hervor: 1985 wurde von holländischen Forschern um Professor Daan Kromhout nach einer 20-jährigen Beobachtungszeit an 852 Männern festgestellt, dass ein wöchentlicher Fischverzehr von zwei bis drei Fischmahlzeiten (das entspricht zirka 30 Gramm pro Tag) zu einer Senkung der Infarktsterblichkeit von 50 Prozent im Vergleich zu „Nicht-Fischessern" führte. Diese Studie begründet den Ausgangspunkt der Empfehlung, zwei bis drei Portionen Fisch pro Woche zu essen!

Mehr überleben nach einem Infarkt

Vier Jahre später gab es dazu eine weitere Aufsehen erregende Studie – diesmal aus England: Dr. Michael Burr (1989) und seine Kollegen untersuchten über zwei Jahre lang 2033 Männer nach einem erlittenen Myokardinfarkt (DART, Diet and Reinfarction Trial). Einer Teilgruppe wurde geraten, entweder reichlich Fisch oder täglich drei Fischöl-Kapseln zu verzehren. Bei dieser Gruppe gab es nach zwei Jahren 29 Prozent weniger Todesfälle als in der Kontrollgruppe, die sich wie vor dem erlittenen Infarkt ernährte.

Die Forscher Dr. Christine Albert, Professor Frank Hu und Dr. Dariush Mozaffarian aus Boston konnten in ihren großen Bevölkerungsstudien zeigen, dass sich durch einen ausreichend hohen Fischverzehr die Überlebensrate der Betroffenen nach einem Infarkt ganz entscheidend erhöhen lässt.

Aber auch aus anderen Teilen der Erde bestätigen Forscher diese Ergebnisse. Auf der 40. Jahrestagung der Amerikanischen Herzgesellschaft (AHA) stellte der chinesische Forscher Dr. Jian-Min Yuan die Ergebnisse der Shanghai-Studie vor (Yuan, 2001). Auch diese auf dem chinesischen Festland durchgeführte Studie konnte eindrucksvoll bestätigen, dass Fischesser im Vergleich zu den „Nicht-Fischessern" nach einem Herzinfarkt eine deutlich höhere Überlebenschance haben. Die Größenordnung: Ein bis zu 59 Prozent niedrigeres Risiko bei mehr als 200 Gramm Fisch pro Woche im Vergleich zu weniger als 50 Gramm Fisch pro Woche.

Auch Gesunde profitieren

Die folgenden Studien zur Vorbeugung des plötzlichen Herztodes belegen, dass gerade auch Gesunde von einer gezielten und ausreichenden Omega-3-(EPA/DHA)Versorgung profitieren. Diese Ergebnisse entsprechen dann der so genannten Primärprävention.

Dr. Christine Albert und Kollegen (2002) entnahmen im Rahmen der groß angelegten Physicians' Health Study Männern im Alter von 40 bis 84 Jahren, die bisher keine klinisch manifeste Herzkrankheit aufwiesen, Blutproben. Sie machten dabei eine bemerkenswerte Entdeckung: Personen mit niedrigen Blutkonzentration an langkettigen Omega-3-Fettsäuren EPA/DHA hatten ein deutlich höheres Risiko für den plötzlichen Herztod als Personen mit höheren Blutkonzentrationen dieser Omega-3-Fettsäuren, obwohl bis dato keine Hinweise für eine Durchblutungsstörung am Herzen vorlagen.

Professor Frank Hu und Kollegen (2002) untersuchten bei 84 688 Frauen im Alter von 34 bis 59 Jahren den Zusammenhang zwischen Fischverzehr bzw. der Zufuhr an Omega-3-Fettsäuren und dem Risiko für eine koronare Herzerkrankung. Sie kamen zu dem Ergebnis, dass sich durch eine höhere Zufuhr an langkettigen Omega-3-Fischfettsäuren EPA/DHA die Anzahl tödlicher kardialer Ereignisse signifikant vermindern lässt.

Beeindruckend ist auch ein ganz aktuelles Ergebnis einer weiteren großen epidemiologischen Studie aus den USA (2005) mit mehr als 45 000 Teilnehmern

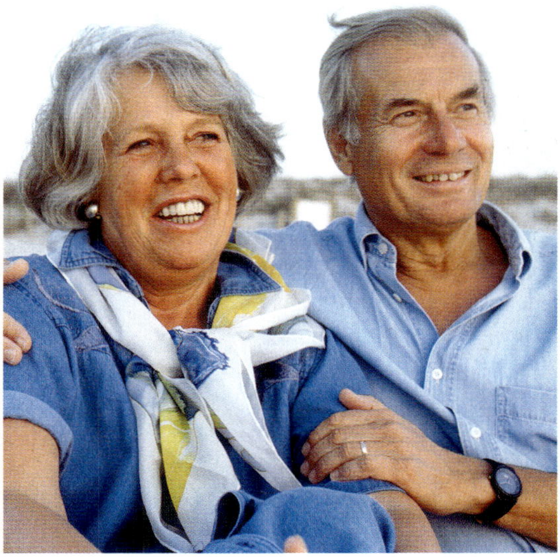

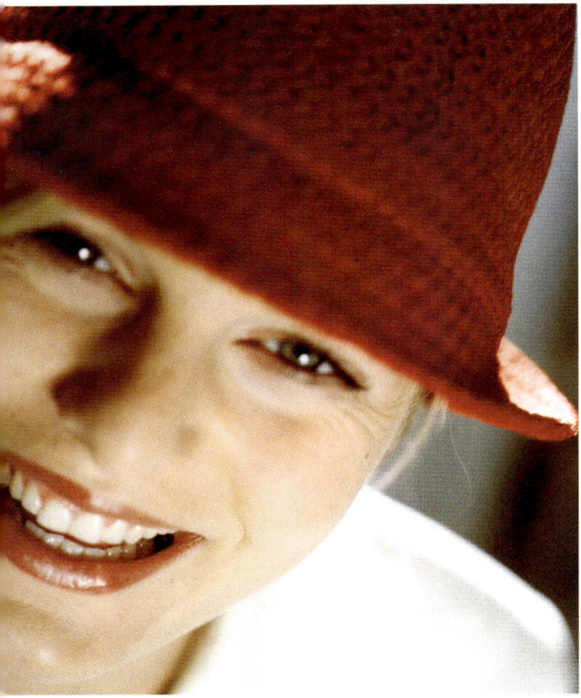

ohne kardiovaskuläre Erkrankung bei Studienbeginn. Forscher um Dr. Dariush Mozaffarian an der Harvard Medical School in Boston kamen zu dem Ergebnis, dass 250 Milligramm EPA/DHA pro Tag das Risiko für plötzlichen Herztod um 40 bis 50 Prozent verringern!

Insgesamt besteht Konsens – so eine aktuelle Übersichtsarbeit von Wang und Harris 2006, dass eine erhöhte EPA/DHA-Aufnahme (Fisch und/oder Nahrungsergänzungsmittel) bereits in der Primärprävention mit einem erniedrigten kardiovaskulären Risiko verbunden ist. Während die Beweislage schon seit längerer Zeit in der Sekundärprävention überzeugend war, ist diese Übereinstimmung besonders wichtig für die Entwicklung entsprechender Public-Health-Strategien zur Gesunderhaltung der Gesamtbevölkerung und nicht nur zur Risikominderung bei bereits Erkrankten.

Wichtig zu wissen: Frauenherzen brauchen besonderen Schutz

Der Herzinfarkt ist bei Frauen nach den Wechseljahren mittlerweile die Todesursache Nummer eins – noch vor Brustkrebs und Schlaganfall.

Die meisten Herzinfarkte vor den Wechseljahren dagegen verursacht die besonders gefährliche Kombination aus Nikotinkonsum und Anti-Baby-Pille.

Psychosoziale Faktoren wie dauerhafter, unbewältigter Stress, vor allem im familiären Bereich, belasten Frauen stärker als Männer. Deshalb sollten sie ganz besonders auf einen guten EPA/DHA-Schutz achten. Für sie gilt daher in besonderem Maße: Ein regelmäßiger Fischverzehr bzw. die alternative Zufuhr der Omega-3-Fettsäuren (EPA/DHA) durch geeignete Produkte, dient der Vorbeugung von Herz-Kreislauferkrankungen. Das Risiko für Frauen an einem plötzlichen Herztod zu sterben, lässt sich dadurch deutlich verringern. Studien zu Folge scheint eine Halbierung des Risikos möglich.

Omega-3-Fettsäuren – Schutz für Risikogruppen

Ein Herzinfarkt ist ein einschneidendes Erlebnis für die betroffenen Patienten. Omega-3-Fettsäuren machen einen erneuten Infarkt (Reinfarkt) mit tödlichem Ausgang aufgrund einer dreißigprozentigen Risikoreduzierung unwahrscheinlicher. Dieser Sachverhalt ergibt sich aus der DART- sowie der GISSI-Studie (GISSI, Gruppo Italiano per lo Studio della Sopravivenza nell' Infarcto miocardico).

Die GISSI-Studie (1999) aus Italien stellt einen Meilenstein in der Herz-Kreislaufforschung dar. In dieser italienischen Studie, an der mehr als 11 000 Patienten aus 172 italienischen Krankenhäusern teilnahmen, wurde der Nachweis einer Schutzwirkung von langkettigen, mehrfach ungesättigten Omega-3-Fettsäuren für das Herz erbracht. Alle Patienten hatten drei Monate zuvor einen Herzinfarkt erlitten. Das Ergebnis: Bei den Patienten, die täglich ein Gramm Omega-3-Fettsäuren (EPA und DHA) zusätzlich zur optimalen medikamentösen Therapie erhielten, sank das Risiko für tödliche Infarkte und Schlaganfälle um 30 Prozent gegenüber den Patienten, die ein Scheinpräparat erhielten. Hierfür war unter anderem entscheidend, dass Omega-3-Fettsäuren ausgeprägte Wirkungen gegen Herzrhythmusstörungen haben. Diese stellen nach einem eingetretenen Herzinfarkt die größte Gefahr für einen plötzlichen Herztod dar. Das Risiko für den plötzlichen Herztod sank sogar um 45 Prozent. EPA und DHA sind daher ein Trumpf gegen den wiederholten Herzinfarkt. Infarkt-Patienten haben deutlich bessere Überlebenschancen, wenn sie gut mit langkettigen, mehrfach ungesättigten Omega-3-Fettsäuren (EPA und DHA) versorgt sind.

Doch wie viel Fisch ist für Personen mit Risikofaktoren für Herz-Kreislauferkrankungen sinnvoll? Die Frage nach der Dosis wurde ebenfalls erforscht.

Bei der Analyse einer großen Anzahl epidemiologischer Studien zum Thema Omega-3-Fettsäuren haben Dr. Peter Marckmann und Kollegen aus Dänemark 1999 ermittelt, dass insbesondere jene Personen von einem regelmäßigen Fischverzehr profitieren können, die ein erhöhtes Risiko für Herz-Kreislauferkrankungen aufweisen. Hier kann ein täglicher Verzehr von 40 bis 60 Gramm täglich zu einer 40- bis 60-prozentigen Verringerung der Sterblichkeit an koronarer Herzerkrankung führen.

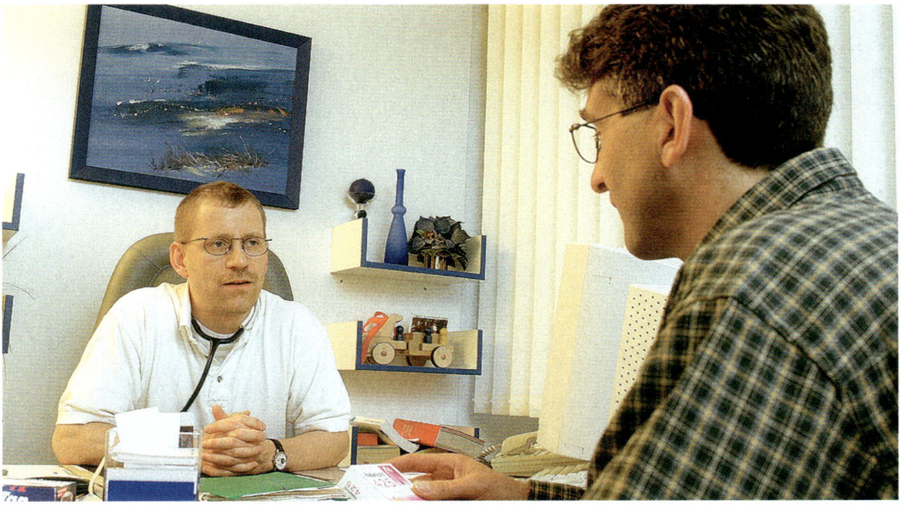

Wichtig zu wissen ist, dass auch bei Menschen im Alter von über 65 Jahren der Fischverzehr dem Herzschutz dient. Das Ergebnis der Cardiovascular Health Study (CHS-Studie) aus dem Jahr 2003 ist da eindeutig.

Der Internist Dr. med. Peter Singer, einer der Pioniere der Omega-3-Forschung, bringt die Ergebnisse zur blutgefäß- und herzschützenden Wirkung auf den Punkt: „Die genannte Vielzahl antiatherogener Wirkungen wird durch keinen anderen Naturstoff und kein Arzneimittel erreicht."

Unterstützung der Arzneimittelwirkungen durch Omega-3

Arzneimittel wirken spezifisch. So vermindern beispielsweise Medikamente, die Statine enthalten, vorzugsweise das LDL-Cholesterin und den Entzündungsmarker CRP (C-reaktives Protein). Arzneien mit Fibraten verringern die Triglyzeride, ACE-Hemmer den Blutdruck, Acetylsalicylsäure die Thrombozytenaggregation und Betarezeptorenblocker Herzrhythmusstörungen.

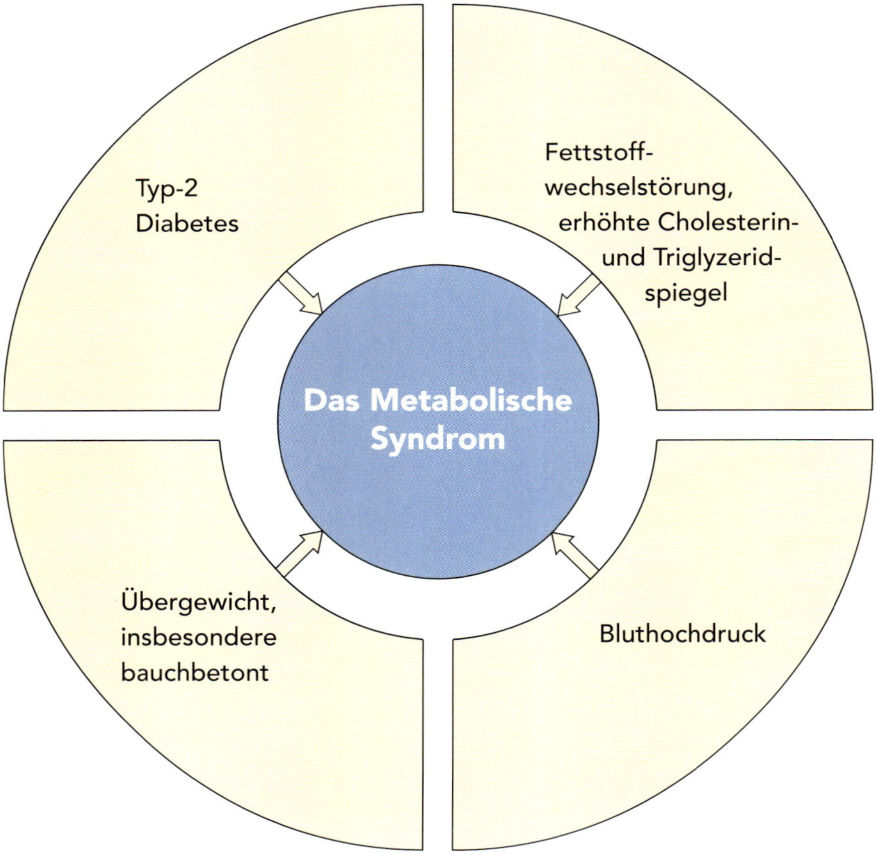

Weisen Patienten mehrere Risikofaktoren für das Entstehen einer koronaren Herzkrankheit auf, wie beispielsweise das so genannte metabolische Syndrom, ergibt sich für den Arzt oft die Notwendigkeit, mehrere Arzneimittel zu kombinieren. Das führt dann neben einer Einschränkung von Lebensqualität zur vermehrten Gefahr von Nebenwirkungen. Diese gefürchteten Nebenwirkungen sind bei Omega-3-Fettsäuren, als natürlicherweise in unserer Nahrung vorkommende Substanzen, gerade nicht zu befürchten. Daher eignen sie sich hervorragend für den langfristigen Einsatz im Rahmen nichtmedikamentöser Maßnahmen zur gleichzeitigen Behandlung mehrerer Risikofaktoren. Deshalb liegt es nahe, je nach Befundkonstellation Omega-3-Fettsäuren mit Arzneimitteln, wie zum Beispiel Fibraten, Statinen oder auch blutdrucksenkenden Medikamenten zu kombinieren. Natürlich sollte dies immer nur in Absprache mit dem Arzt erfolgen.

Metabolisches Syndrom

Das metabolische Syndrom wird heute als der entscheidende Risikofaktor für koronare Herzkrankheiten angesehen. Es liegt vor, wenn mindestens drei der folgenden Kriterien erfüllt sind:

- Fettstoffwechselstörung, erhöhte Cholesterin- und Triglyzeridspiegel
- Bluthochdruck
- Diabetes mellitus Typ 2
- Übergewicht, insbesondere bauchbetont

Omega-3-Fettsäuren – Schutzpatrone für Herz, Kreislauf und Gefäße

Die vorangegangenen medizinischen Ausführungen lassen folgerichtig ein hohes Schutzpotential erwarten. Konkret bedeutet dies: Omega-3-Fettsäuren helfen auf „sanfte" Weise bei der Beseitigung wesentlicher Risikofaktoren der Arteriosklerose und ihrer Folgeerkrankungen, wie koronarer Herzkrankheit (KHK), Herzinfarkt und Schlaganfall.

Die positive Wirkung der Omega-3-Fettsäuren auf Herz und Gefäße geht dabei auf eine Vielzahl von Wirkungen zurück, die sich gegenseitig ergänzen und verstärken. Omega-3-Fettsäuren senken beispielsweise das Risiko für Herzrhythmusstörrungen und Herzinfarkt. Sie wirken einer Thrombose entgegen, indem sie die Verklumpung der Blutplättchen hemmen. Auch können sie das Wachstum von Ablagerungen an den Gefäßwänden verringern und damit die Gesunderhaltung der Gefäße fördern. Sie senken den Triglyzeridspiegel und haben positive Auswirkungen auf die Verteilung der Blutfettwerte einschließlich des Cholesterins. Außerdem wirken sie sich günstig auf den Blutdruck aus.

Die folgende Übersicht listet die zugrunde liegenden Wirkungen auf. Die anschließenden Erläuterungen machen deutlich, wie sich der Herz-Kreislaufschutz insgesamt erklären lässt.

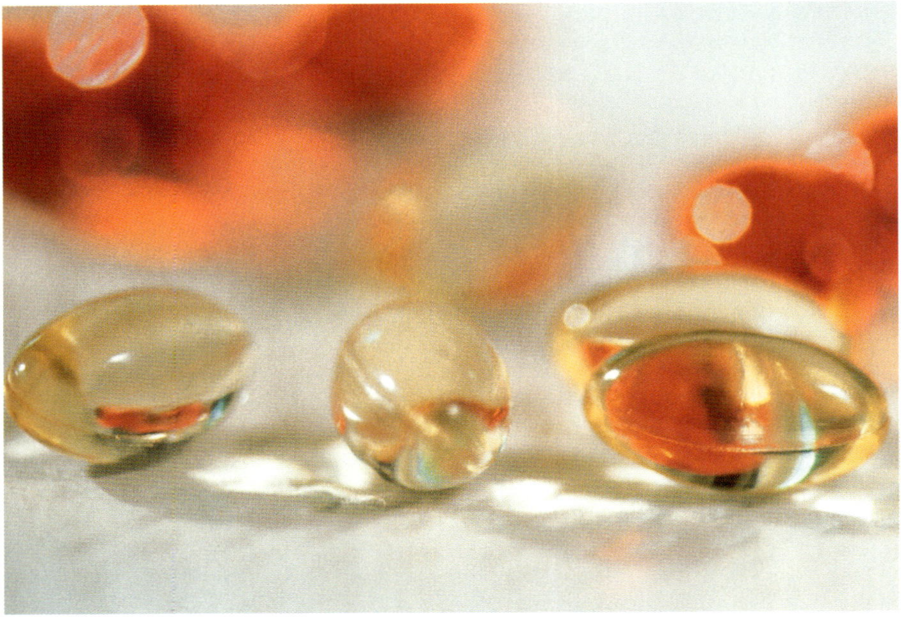

Die wichtigsten Effekte zur Vorbeugung von koronarer Herzkrankheit (KHK)

- Senkung der Blutfettwerte, Serumtriglyzeride (Neutralfette)
- Verminderung von Cholesterin
- Verminderung von LDL-Cholesterin
- Erhöhung von HDL-Cholesterin
- Senkung von (erhöhtem) Blutdruck
- Hemmung des Zusammenklebens von Blutplättchen
- Besserung der Fließeigenschaften des Blutes
- Gefäßerweiterung
- Entzündungshemmung
- Verringerung von Herzrhythmusstörungen

Senkung der Blutfettwerte

Neben der Sekundärprävention des Herzinfarkts werden langkettige Omega-3-Fettsäuren (EPA/DHA) heute von Ärzten insbesondere zur Senkung erhöhter Triglyzeride empfohlen. Sie begünstigen ebenso wie erhöhte Cholesterinwerte im Blut die Entstehung einer Arteriosklerose, die dann wiederum das Risiko für Herz-Kreislauferkrankungen erhöht. Neben der Einschränkung des Zuckerkonsums und dem Verzicht auf Alkohol sollten gezielt Omega-3-Fettsäuren-reiche Lebensmittel marinen Ursprungs und/oder entsprechende Nahrungsergänzungsmittel (Kapseln mit Fischöl oder DHA Algenöl) bevorzugt werden. Sie können die Produktion von Triglyzeriden in der Leber einschränken, wie wissenschaftliche Forschungen wiederum beweisen: Die Forscher Dr. Helen Roche und Professor Dr. Michael Gibney stellten 1999 eine interessante Studie aus Dublin vor. Sie konnten in ihrer mit 67 jungen gesunden Freiwilligen über 16 Wochen durchgeführten Untersuchung zeigen, dass sich die Triglyzeride im Blut durch die Gabe von ein Gramm Omega-3-Fettsäuren pro Tag um 25 bis 30 Prozent senken ließen. Bei Personen mit erhöhten Werten kann eine besonders starke Senkung der Triglyzeride um mehr als 50 Prozent erwartet werden.

Mittlerweile liegen Studien von Professor Francesco Visioli aus Italien und Professor Tom Saldeen aus Schweden zur Wirkung in nutritiver Menge zugesetzter Omega-3-Fettsäuren aus Fischöl in Brot und Trinkmilch (Kuhmilch) vor. Die Dosierungen lagen im Bereich von ein Gramm Fischöl pro Tag bzw. 300 Milligramm EPA und DHA jeweils als Austausch von Margarine, im Brot oder als Zusatz zu teilentrahmter Milch mit einem Gesamtfettgehalt von 1,7 Gramm pro 100 Milliliter. Beide Studien führen zu positiven Veränderungen der Blutfettwerte (Triglyzeride, HDL-Cholesterin).

Das Fazit dieser Untersuchungen: Omega-3-Fettsäuren können erhöhte Triglyzeridwerte im Blut deutlich senken und das „gute" schützende HDL-Cholesterin deutlich erhöhen. Dadurch werden wichtige Risikofaktoren für Herzinfarkt entschärft. Wichtig dabei: Eine dauerhafte Zufuhr ausreichend hoher Mengen!

Das Cholesterin in Schach halten

Für viele ist das Cholesterin im Blut das Herz-Kreislaufrisiko schlechthin. Doch Cholesterin ist im Körper zunächst eine wichtige Ausgangssubstanz, unter anderem für die Vitamin-D-Bildung in der Haut, die Produktion von Geschlechtshormonen und Gallensäuren. Nur ein deutliches Zuviel davon im Blut kann sich nachteilig auswirken. Herzerkrankungen können durch Ablagerungen von schlechtem Cholesterin an den Arterienwänden ausgelöst werden. Dadurch werden die Gefäße verengt und verhärtet, was zu verstopften Arterien und in Folge zum Herzinfarkt führen kann.

Der Cholesterinspiegel hängt von der Cholesterinzufuhr über die Nahrung und von der Produktion von körpereigenem Cholesterin in der Leber ab, die anlagebedingt und in Abhängigkeit von der Zufuhr der Nahrungsfettsäuren unterschiedlich sein kann.

Es gibt „gutes" und „schlechtes" Cholesterin! Man unterscheidet zwei Arten von Cholesterin: das „schlechte" LDL (Low-Density-Lipoprotein) und das „gute" HDL (High-Densitiy-Lipoprotein). LDL und HDL transportieren das Cholesterin im Körper, wobei das LDL das Cholesterin zu den Zellen, das HDL aber überschüssiges Cholesterin zur Leber bringt, wo es dann abgebaut wird. Deshalb spricht man bei HDL auch vom „guten Cholesterin", da es indirekt den Abbau fördert.

Omega-3-Fettsäuren können wiederum das Verhältnis dieser Cholesterinanteile günstig beeinflussen: Durch Erhöhung des schützenden HDL-Anteils dienen sie indirekt dem Cholesterinabbau.

Omega-3-Fischfettsäuren – gut bei erhöhtem Blutdruck

Die regelmäßige Aufnahme von ausreichend hohen Mengen an marinen Omega-3-Fettsäuren kann einen erhöhten Blutdruck schonend senken.

20 Prozent der Bevölkerung der Industriestaaten leiden an erhöhtem Blut-

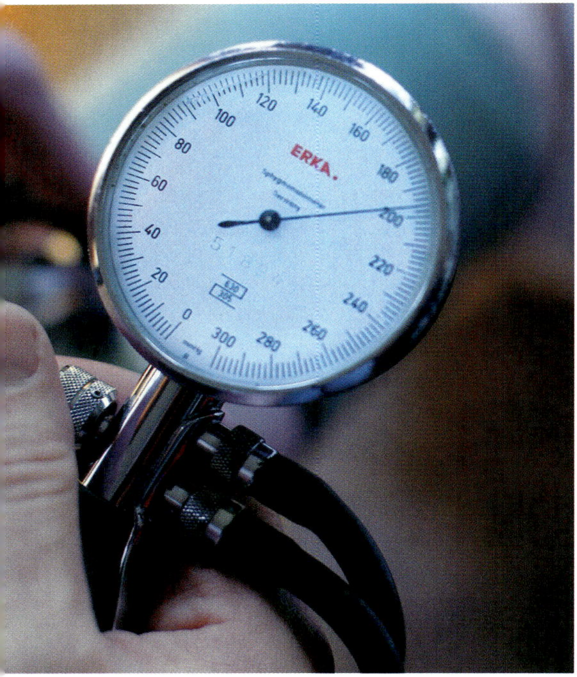

druck (Hypertonie). Laut Hochdruckliga liegt der ideale Blutdruck bei 120/80 mm Hg (Messgröße: Millimeter Quecksilbersäule). Von einem erhöhten Blutdruck spricht der Arzt, wenn mehrere Blutdruckmessungen Werte über 140/90 mm Hg ergeben. Es wird geschätzt, dass allein in Deutschland zehn Millionen Menschen einen leicht erhöhten Blutdruck haben.

Bluthochdruck ist ein Risikofaktor für Arteriosklerose, Herzinfarkt und Schlaganfall. Nierenstörungen sind weitere Folgen eines schlecht eingestellten Bluthochdrucks. Neben der medikamentösen Therapie, die vom Arzt überwacht wird, kann aber auch jeder selbst die eigene Blutdruckerkrankung beeinflussen.

Wie kaum eine andere Erkrankung ist Bluthochdruck auf das Zusammenwirken mehrerer Risikofaktoren zurückzuführen. Dazu zählen unter anderem:

- Übergewicht
- Fehlernährung (zu viel Kochsalz, zu wenig Kalium und Magnesium sowie zu wenig Ballaststoffe und ungünstige Fettsäure-Zusammensetzung)
- Bewegungsmangel
- Übermäßiger Nikotin- und Alkoholkonsum
- Genetische Faktoren
- Stress

Wie können Omega-3-Fettsäuren einen erhöhten Blutdruck senken?

In der wissenschaftlichen Literatur sind bisher mehr als zehn verschiedene blutdrucksenkende Wirkmechanismen von Omega-3-Fettsäuren beschrieben worden. Diese und andere Faktoren können dazu beitragen, erhöhten Blutdruck zu senken:

- Abschwächung der Wirkung einiger blutdrucksteigernder Hormone (Noradrenalin, Thromboxan A_2)
- Erweiterung kleinster Arterien
- Verbesserung der Nierendurchblutung
- Verminderung blutdrucksteigernder Elektrolyte (z. B. Natrium, Kalzium)

Besonders günstig für den Blutdruck: reichlich Omega-3-Fettsäuren in Verbindung mit einer natriumarmen und kaliumreichen Kostform.

Die blutdrucksenkenden Wirkungen von Omega-3-Fettsäuren fallen umso stärker aus, je höher die Ausgangswerte sind und je höher die Zufuhr an Omega-3-Fettsäuren ist. Die Wirkung der Omega-3-Fettsäuren ist immer darauf ausgerichtet, die normalen Körperfunktionen wiederherzustellen. Es kommt daher zu keiner unnatürlich hohen Absenkung von Blutdruck und Blutfettwerten!

Förderung der Durchblutung – wichtig für das Gefäßsystem

Voraussetzung für die ausreichende Versorgung mit lebenswichtigem Sauerstoff ist eine funktionierende Durchblutung. Sind die Fließeigenschaften des Blutes gut, so können selbst Gefäße, die bereits verengt sind, häufig noch ausreichend durchblutet werden. Omega-3-Fettsäuren wirken hier gleich an mehreren Stellen. Neben der direkt gefäßerweiternden Wirkung kann auch die Blutviskosität verbessert werden, d. h. zähflüssiges Blut wird dünnflüssiger. Hinzu kommt die

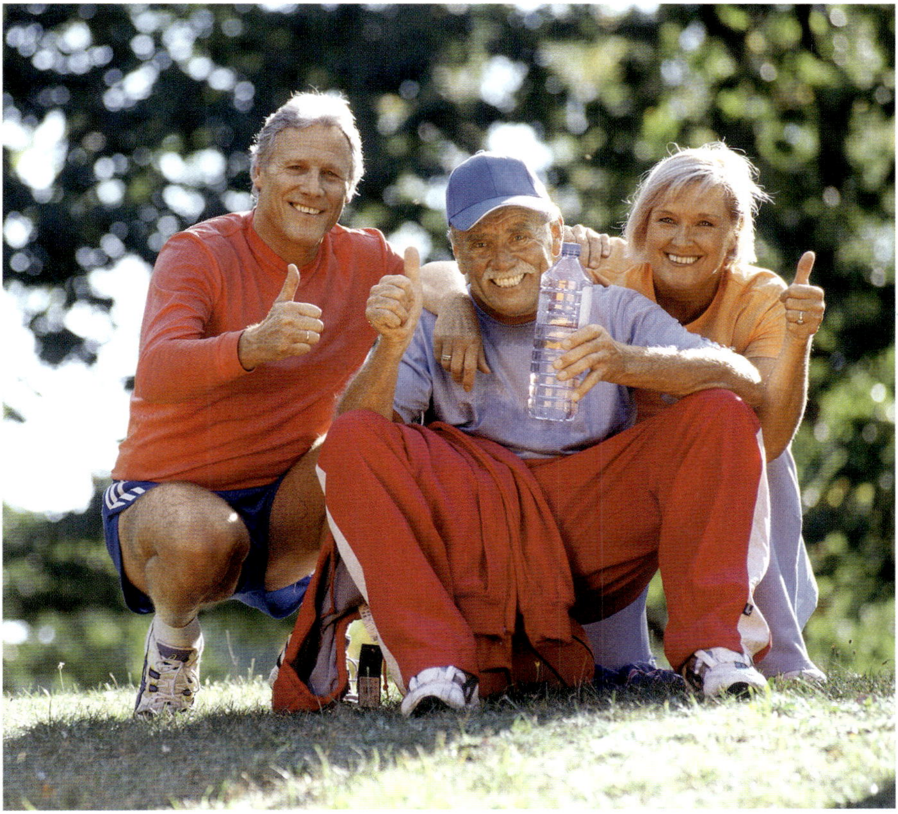

verstärkte Verformbarkeit der roten Blutkörperchen, die dann auch im Bereich der kleinsten Gefäße eine Verbesserung der Durchblutung bewirken können. Für die Durchblutung des Gefäßsystems ist neben einer guten Verformbarkeit der Blutkörperchen (Elastizität) die Weitstellung der Blutbahnen ausschlaggebend. Omega-3-Fettsäuren (EPA/DHA) sind darüber hinaus für einen stabilen Puls von Bedeutung, indem sie das Herz vor äußerst unangenehmen Störungen seiner regelmäßigen Schlagarbeit schützen (Herzrhythmusstörungen).

Der Bildung von Blutgerinnseln (Thrombosen) beugen Omega-3-Fettsäuren ebenfalls vor: Sie hemmen das Zusammenklumpen der für die Gerinnung verantwortlichen Blutplättchen.

Omega-3-Fettsäuren haben durch die aus ihnen im Körper gebildeten Substanzen (Eicosanoide) folgende günstige Wirkungen auf die Durchblutung:

- Erhöhung der Fließfähigkeit des Blutes
- Hemmung des blutdrucksteigernden Hormons Thromboxan A_2
- Verminderung der Leukotrien B_4-Bildung (ein Stoff der Entzündungen verstärkt)
- Senkung eines erhöhten Blutdrucks
- Senkung des Triglyzeridspiegels

Störungen der Durchblutung können gefährliche Gefäßverschlüsse am Herzen mit der Folge eines Herzinfarktes, am Gehirn mit der Konsequenz eines Schlaganfalls sowie an der Lunge mit der Folge einer Embolie hervorrufen. Auch Augengefäße und die Halsschlagader können betroffen sein.

Positiver Einfluss auf die Gerinnungsfaktoren – Hemmung des Zusammenklebens der Blutplättchen

Omega-3-Fettsäuren können die Gerinnungseigenschaften des Blutes günstig beeinflussen. Je zähflüssiger das Blut, desto schneller gerinnt es. Als Folge davon, steigt das Thromboserisiko. Omega-3-Fettsäuren aus Kaltwasserfischen (EPA/DHA) verlängern die Zeit der Blutgerinnung und können bei Patienten mit Arteriosklerose zu einer Verbesserung der Gerinnungsfaktoren beitragen. Dies geschieht, indem ein wesentlicher Gerinnungsfaktor, das Fibrinogen, positiv beeinflusst wird.

Eine Verlängerung der Blutungszeit durch Omega-3-Fettsäuren ist nicht so groß, dass man eine Gefahr eines Verblutens etwa nach einer Verletzung befürchten müsste!

Wie schützen Omega-3-Fettsäuren vor Herzrhythmusstörungen?

In den achtziger und neunziger Jahren des zwanzigsten Jahrhunderts lag der Forschungsschwerpunkt zu den Omega-3-Fettsäuren überwiegend auf dem Gebiet der Beeinflussung von Risikofaktoren der Arteriosklerose und damit der Vorbeugung von Arteriosklerose und koronarer Herzkrankheit. Nachdem die Forscher hier zu vielen wichtigen Erkenntnissen gelangt sind, treten heute die direkten herzschützenden Eigen-

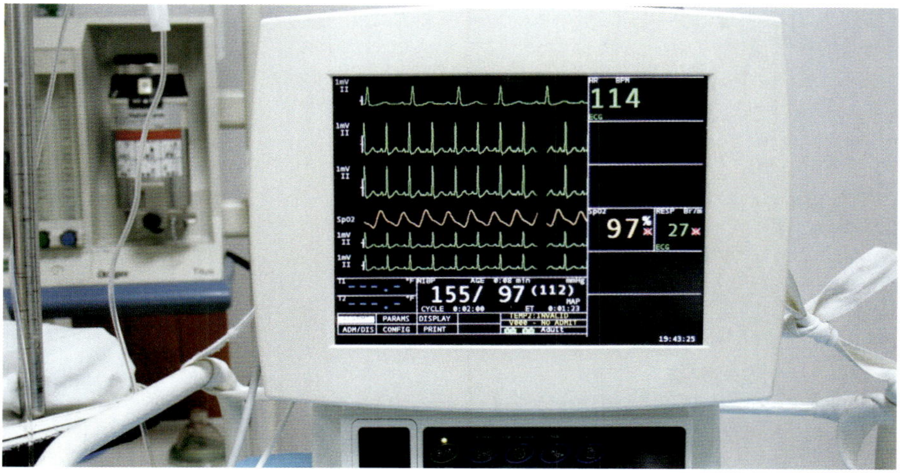

schaften – sprich Stabilisierung des Herzrhythmus – sowie Schutz vor plötzlichem Herztod in den Mittelpunkt.

Was sind Herzrhythmusstörungen?

Das Herz schlägt täglich etwa 100 000 Mal. Dabei kommt es gelegentlich aus dem Takt. Herzrhythmusstörungen sind Unregelmäßigkeiten des normalen Herzschlags in Form von Geschwindigkeitsänderungen, kurzen Unterbrechungen oder zusätzlichen Herzschlägen. Jeder Gesunde hat in seinem Leben gelegentlich Herzrhythmusstörungen. Obwohl sie von manchen Menschen als sehr bedrohlich empfunden werden, sind sie meist harmlos. Trotzdem müssen Herzrhythmusstörungen von einem Arzt abgeklärt werden.

Für den Schutz vor Herzrhythmusstörungen durch Omega-3 werden derzeit verschiedene sich ergänzende Mechanismen diskutiert. So lagern sich die Omega-3-Fettsäuren beispielsweise an bestimmte Bereiche der Ionenkanäle in den Zellmembranen der Herzmuskelzellen an, die die Erregung der Herzmuskelfasern steuern. Die Fettsäuren verringern die Erregbarkeit an den Kanälen und verhindern das Kammerflimmern, eine Form der Herzrhythmusstörung, die häufig zum plötzlichen Herztod führt.

An schlagenden Herzmuskelzellen in vitro (im Reagenzglas) konnte gezeigt werden, dass langkettige Omega-3-Fettsäuren (EPA/DHA) in der Lage sind „Flimmern“ zu unterdrücken. Forscher um Professor Alexander Leaf von der Harvard Medical School in Boston führten hierzu eine ganze Reihe wegweisender Experimente durch. Sie konnten beispielsweise an Herzmuskelzellen von Ratten verschiedene molekulare Wirkungen der marinen Omega-3-Fettsäuren EPA und DHA aufzeigen.

In einem ihrer Versuche lagerten sich die Herzmuskelzellen zu einem „Klumpen" zusammen, der genau wie ein vollständiges Herz in rhythmischen Bewegungen „schlug". Die Wissenschaftler fügten nun bestimmte Substanzen hinzu, die Herzflimmern (Arrythmie) auslösten. Durch die anschließende Zugabe von Omega-3-Fettsäuren ließ sich der übermäßige Fluss von Kalzium- und Natriumionen durch die Membranen der Herzzellen blockieren und dadurch Störungen des Rhythmus verhindern. Ihre Versuchsreihen führte sie zu der Schlussfolgerung, dass Omega-3-Fettsäuren das Herz so vor Störungen bei seiner Schlagarbeit schützen können.

Besonders wichtig: Schutz vor Vorhofflimmern

Eine Bestätigung und Ergänzung der herzschützenden Eigenschaften der marinen Omega-3-Fettsäuren EPA und DHA stellen Studien einer amerikanischen Forschungsgruppe um Dr. Dariush Mozaffarian an der Harvard Medical School in Boston dar. Sie fand folgendes heraus: Menschen, die ein- bis viermal pro Woche an Omega-3-Fettsäuren reichen Fisch essen, reduzieren das Phänomen des Vorhofflimmerns um fast ein Drittel.

Schutz auch für Hochrisikopatienten mit Defibrillatoren

Obwohl die Ergebnisse wissenschaftlicher Studien noch nicht eindeutig sind, spricht ein Teil der Ergebnisse für den Einsatz von langkettigen Omega-3-Fettsäuren. Im Einzelfall ist jedoch stets der behandelnde Arzt zu befragen.

In einer in Dänemark durchgeführten Studie (2005) konnten positive Einflüsse einer guten Versorgung mit Omega-3-Fettsäuren auf den Gesundheitszustand von Patienten mit ischämischer Herzerkrankung festgestellt werden. Bei ihnen zeigt sich eine besonders schwere Form der Rhythmusstörung, die ventrikuläre Arrythmie. Diese wird in der Regel mit einem implantierten Defibrillator behandelt, der durch kurze automatische Stromstöße das Herz wieder in den Normrhythmus bringen soll. Dr. Jeppe Christensen und seine Kollegen vom Arhus Universitätskrankenhaus fanden bei 98 dieser Patienten, dass es bei denjenigen mit einer niedrigeren Blutkonzentration an Omega-3-Fettsäuren häufiger zu ventrikulären Arrhythmien kam als bei denen mit hohen Blutkonzentrationen.

Vorhofflimmern

Vorhofflimmern ist ein abnormaler Herzrhythmus, bei dem die oberen zwei Kammern des Herzens schneller als normal schlagen. Die Folgen können unangenehmes Herzklopfen sowie Atemlosigkeit sein. Das Blut wird nicht aus dem Herz gepumpt und ist in Gefahr zu gerinnen. Wenn ein solches Blutgerinnsel das Herz verlässt, kann es sich in einer Arterie im Hirn ablagern und einen Schlaganfall auslösen.

In der renommierten Fachzeitschrift „Circulation" folgerten Professor Alexander Leaf und seine Kollegen (2005) aufgrund ihrer Untersuchungsergebnisse an 402 Patienten mit Defibrillatoren, dass diese Hochrisikopatienten von einer täglichen Ergänzung von Fischöl profitieren.

Deutsche Forscher haben an Patienten mit schweren Rhythmusstörungen

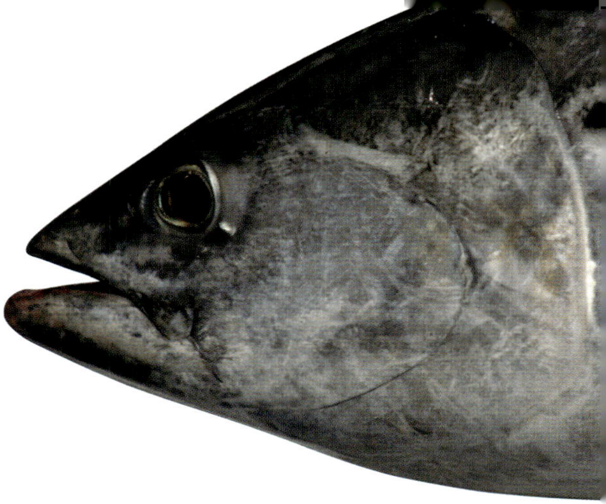

zeigen können, dass die Infusion von Omega-3-Fettsäuren binnen kürzester Zeit einen positiven Effekt hat. Die Forscher um Professor Alois Sellmeyer untersuchten zehn Patienten, denen wegen gefährlicher Tachykardien (Anfälle von zu schneller Aktion der linken Herzkammer, die zum tödlichen Kammerflimmern führen kann) so genannte Cardioverter Defibrillatoren implantiert worden waren. Sieben Patienten bekamen zunächst 3,8 g der Omega-3-Fettsäuren per Infusion. Dann versuchten die Wissenschaftler Rhythmusstörungen auszulösen. Bei fünf der sieben Patienten war nach der Infusion der Omega-3-Fettsäuren eine Auslösung von anhaltender Tachykardie nur eingeschränkt möglich.

Die Omega-3-Infusion verursachte keine Arryhtmien, sondern verringerte bei einigen Patienten die ventrikuläre Tachykardie.

Fassen wir noch einmal zusammen, was langkettige Omega-3-Fettsäuren für das Herz-Kreislaufsystem leisten können:

- Unterstützung einer cholesterinbewussten Ernährung nach Art der Mittelmeerländerküche
- Günstige Beeinflussung der Blutfettwerte (Triglyzeride)
- Schonende Senkung zu hohen Blutdrucks
- Verbesserung der Fließeigenschaften des Blutes
- Erweiterung der Gefäße
- Verringerung von Herzrhythmusstörungen

Angesichts der positiven Einflüsse, die Omega-3-Fettsäuren auf das Herz-Kreislauf-System haben können, stellt sich auch die Frage, ob sie bereits arteriosklerotische Gefäßveränderungen wieder rückgängig machen können. Dem ging u. a. der Kardiologe Professor Dr. von Schacky nach. Er stellte 1999 in einer klinischen Studie an 223 Patienten fest, dass durch die tägliche Gabe von sechs Gramm eines Fischölkonzentrats über einen Zeitraum von 24 Monaten eine, wenn auch geringfügige, dennoch nachweisbare Reduktion des arteriosklerotischen Prozesses erreicht werden konnte. In einer finnischen Studie fanden Forscher ein verringertes Fortschreiten der Arteriosklerose bei Frauen, die mindestens eine Fischmahlzeit pro Woche im Vergleich zu Nicht-Fischesserinnen verzehrten.

Der Omega-3-Index: Eine gute Versorgung mit Omega-3-Fettsäuren lässt sich im Blut messen

Aufgrund der vielfältigen positiven Effekte einer guten Omega-3-Versorgung für das Herz-Kreislaufsystem, betrachten bereits heute einige Forscher den so genannten „Omega-3-Index“ als neuen eigenständigen Risikofaktor für das Sterberisiko an koronarer Herzerkrankung. Dahinter verbirgt sich folgender Zusammenhang: Ein niedriger Index bedeutet eine schlechte Versorgung mit den marinen Omega-3-Fettsäuren EPA und DHA und damit einen schlechteren Schutz des Herz-Kreislaufsystems.

Wie bereits dargestellt, haben zahlreiche Studien gezeigt, dass eine fischreiche Ernährung das Auftreten kardiovaskulärer Krankheiten unwahrscheinlicher macht. Noch deutlicher wird der Zusammenhang, wenn man nicht nur ermittelt, wie viel Fisch verzehrt wurde, sondern welche Menge an Omega-3-Fettsäuren mit dem Fisch verzehrt wurden. Der amerikanische Forscher Professor William Harris aus Kansas City und der Münchener Kardiologe Professor Dr. von Schacky (2004) untersuchten daher eine Vielzahl von Studien darauf, inwieweit eine wissenschaftlich nachweisbare Beziehung zwischen dem „Omega-3-Index" und einer Risikovorhersage für den plötzlichen Herztod besteht. Sie kamen bei der Betrachtung der durch die Ernährung verursachten Gehalte im Blut bzw. in den roten Blutkörperchen (Erythrozyten) zu einem bemerkenswerten Ergebnis: Ist der Spiegel der beiden Omega-3-Fettsäuren EPA (Eicosapentaensäure) und DHA (Docosahexaensäure) im Blut niedrig (unter vier Prozent), dann ist der plötzliche Herztod zehnmal so wahrscheinlich wie bei einem hohen Spiegel (über acht Prozent)!

Fazit

Anhand der vorgestellten Forschungsergebnisse lässt sich erklären, warum in vielen Studien bei Menschen mit überstandenem Herzinfarkt, die viel Fisch aßen (zwei bis drei Fischmahlzeiten pro Woche) oder regelmäßig Fischölkapseln einnahmen, eine deutlich höhere Überlebensrate gefunden wurde als bei Menschen, die weder Fisch noch Fischöl zu sich nahmen.

Verantwortlich ist letztlich ein Zusammenspiel vieler schützender Eigenschaften der Omega-3-Fettsäuren auf den gesamten Stoffwechsel – also eine herzgesunde Ernährung mit viel Gemüse, Oliven- oder Rapsöl sowie eine herzgesunde Lebensweise.

US-amerikanische und europäische Herzspezialisten empfehlen, regelmäßig mehr Fisch zu essen. Wer das nicht mag, kann auf geeignete Alternativen wie angereicherte Lebensmittel (Functional Food) oder Nahrungsergänzungsmittel (z. B. Kapseln mit Fisch- oder DHA-Algenöl) zurückgreifen. Dies kann Herzkrankheiten vorbeugen. Herzkranke sollten zusätzlich Omega-3-Fettsäuren in Abstimmung mit ihrem Arzt nehmen.

Die zutreffende Feststellung „Omega-3 ist gut für Herz und Gefäße" muss allerdings noch ergänzt werden durch: „... und fürs Gehirn".

Omega-3-DHA – die Gehirnfettsäure

3

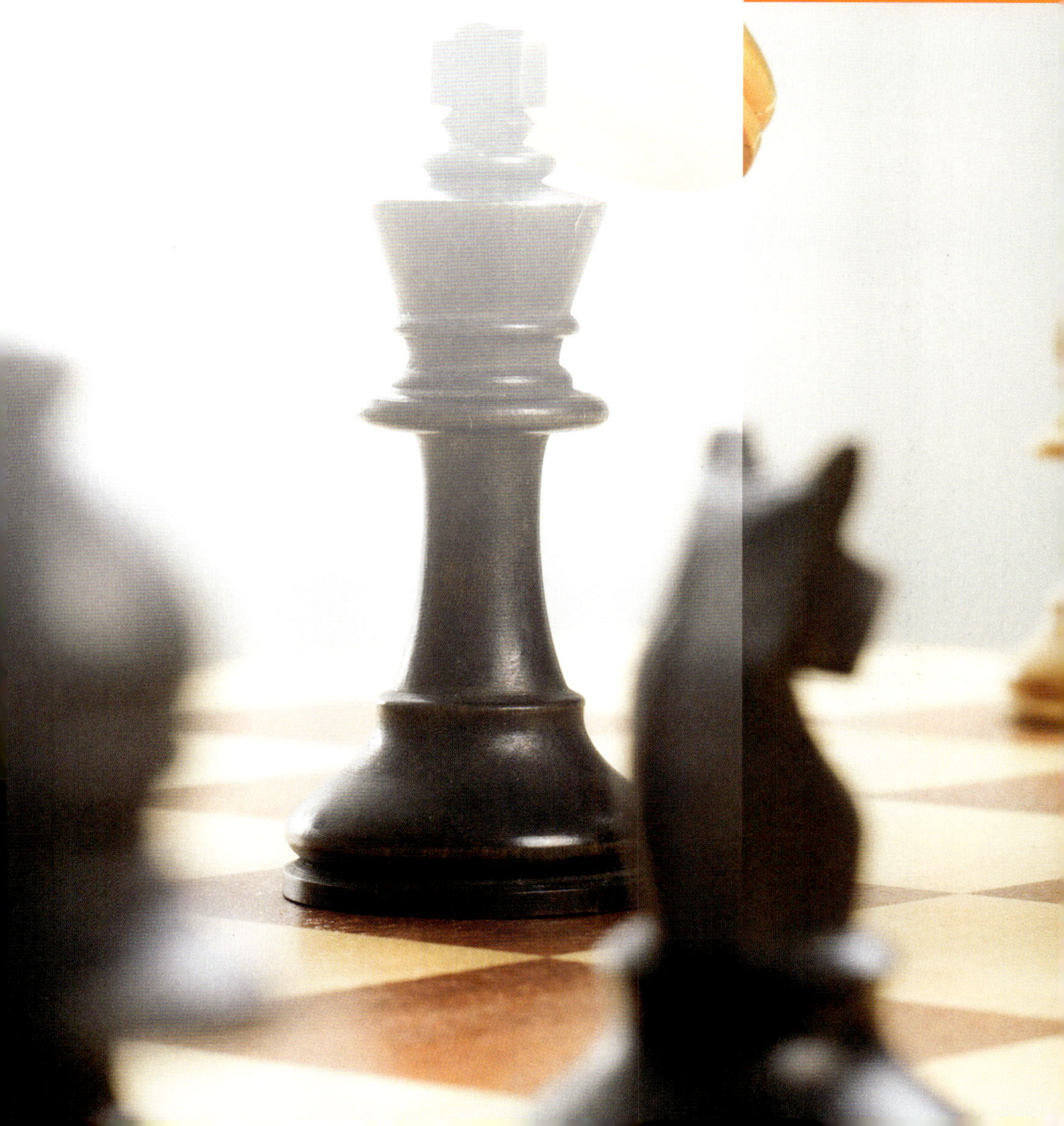

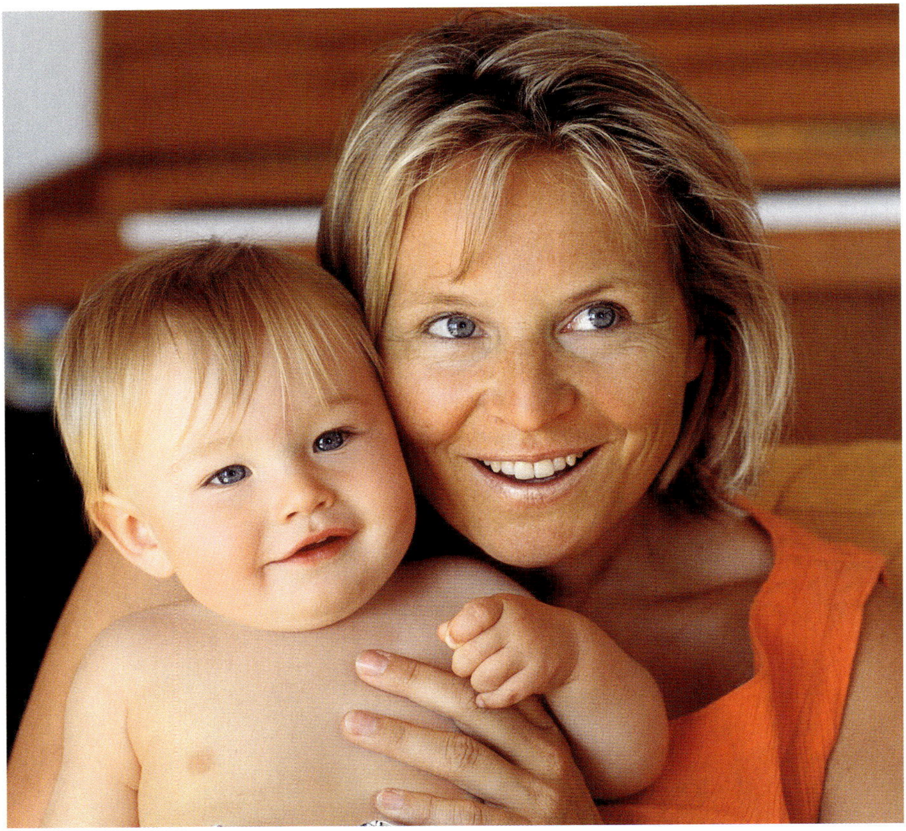

Auf die große Bedeutung von Omega-3 von Geburt an hatten wir schon im Zusammenhang mit der Entwicklung der Gehirn- und Sehleistung hingewiesen (vgl. Seite 22). Die im fetthaltigen Meeresfisch und bestimmten Algen vorkommende DHA (Docosahexaensäure) spielt eine besondere Rolle im Zentralen Nervensystem und im neurologischen und psychischen Bereich

In der Netzhaut des Auges und in den Membranen des Gehirns liegt ein besonders hoher Gehalt an DHA vor. Immerhin bestehen mehr als 20 Prozent der Fettmasse unseres gesamten Nervensystems einschließlich des Gehirns aus DHA. Zutreffend bezeichnet man diese Omega-3-Fettsäure deshalb auch als Gehirnfettsäure.

Bei der Ausreifung des Gehirns und der Netzhaut kommt der DHA eine lebenswichtige Bedeutung zu: Der Säugling ist auf eine ausreichende Versorgung mit dieser Fettsäure über die Muttermilch angewiesen. Bereits während der Schwangerschaft muss die Mutter daher genügend DHA bereitstellen und in sofern selbst gut damit versorgt sein.

Die Wirkung von DHA auf die Psyche

Depressionen

Wird ein Großteil der DHA für das Ungeborene abgezweigt, steigt das Risiko einer nachgeburtlichen Depression bei der Mutter – der so genannten Wochenbett-Depression – und das Risiko einer Minderversorgung beim Säugling über die Muttermilch.

Zwischen der Versorgung mit Omega-3-Fettsäuren, insbesondere der DHA, und dem Auftreten von Depressionen besteht ein Zusammenhang, der durch Beobachtungsstudien in mehreren Ländern bestätigt wurde. Demnach kommt es in Regionen mit höherem Fischverzehr zu einem geringeren Auftreten von Depressionen und aggressivem Verhalten. In vielen Studien konnte mittlerweile die positive Wirkung von Omega-3-Fettsäuren bei Patienten mit Depressionen und gesteigerter Aggressivität belegt werden. Es kann durchaus die Schlussfolgerung gezogen werden, dass langkettige Omega-3-Fettsäuren marinen Ursprungs (EPA/DHA) stimmungsaufhellend wirken.

Darüber hinaus gibt es eine Fülle weiterer, bereits praktisch erprobter und zum Teil noch wissenschaftlich diskutierter Einsatzmöglichkeiten einer gezielten Versorgung mit Omega-3-Fischfettsäuren zu therapeutischen Zwecken.

ADHS und Demenzerkrankungen

Bleiben wir zunächst bei neurologischen und psychiatrischen Zusammenhängen, wobei durchaus auch so schwerwiegende und ernsthafte Themen wie Demenz einschließlich des Alzheimertyps und die ADHS-Problematik angesprochen werden müssen (ADHS = Aufmerksamkeitsdefizit und Hyperaktivitätsstörung). Im Blut betroffener Patienten finden sich häufig erniedrigte DHA-Werte und es zeigt sich ein Bezug zum Essverhalten des Betroffenen in punkto Fischverzehr. Ebenso ist z. B. eine Zunahme des Demenzrisikos bei denjenigen, die wenig Fisch aßen, zu verzeichnen. Selbstverständlich sollte auch hier jegliche Überlegung zu einer Nahrungsergänzung mit Omega-3-Fettsäuren marinen Ursprungs (EPA/DHA) zunächst mit dem behandelnden Arzt abgesprochen werden. Er sollte entscheiden, welche Dosierung in Abstimmung mit verordneten Medikamenten zu empfehlen ist.

Obwohl bei den geschilderten Zusammenhängen leicht die Gefahr entstehen könnte, dass Omega-3 als Wunder-

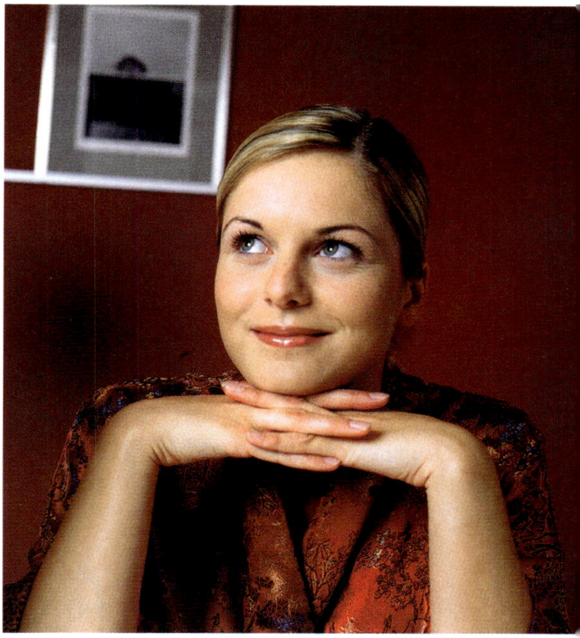

mittel eingestuft wird, können bei den beschriebenen und nachfolgend noch aufgezeigten Bezügen zur ADHS immer wieder die grundlegenden Stoffwechselwirkungen der marinen Omega-3-Fettsäuren zur Erklärung ihrer vielseitigen Wirkungen herangezogen werden.

Zappelphillip sollte mehr Fisch essen

Die Aufmerksamkeit springt von einem zum nächsten Gedanken. Lesen, Lernen und Arbeiten fallen schwer. Rund 3,5 Millionen Erwachsene und 600 000 Kinder leiden bundesweit an jenem Syndrom, das die Medizin Aufmerksamkeitsdefizit- und Hyperaktivitätsstörung (ADHS) nennt. Der Leidensdruck bei den Betroffenen ist groß. Neben der Konzentrationsschwäche tritt eine ausgeprägte körperliche und innere Unruhe auf. Diese kann mit Hyperaktivität einhergehen, muss es aber nicht.

Die bisherige Behandlung kann nach neuesten Erkenntnissen erfolgreich durch eine Art „Nährstofftherapie" ergänzt werden. ADHS-Patienten weisen überdurchschnittlich häufig Defizite bei bestimmten Nährstoffen wie Gehirnfettsäuren und einigen Mineralstoffen wie Magnesium und Zink auf.

Betrachtet man ADHS als eine Stoffwechselstörung auf dem Boden einer vererbten Veranlagung, dann können die Krankheitssymptome als Folge eines gestörten Gleichgewichts der Nervenboten-

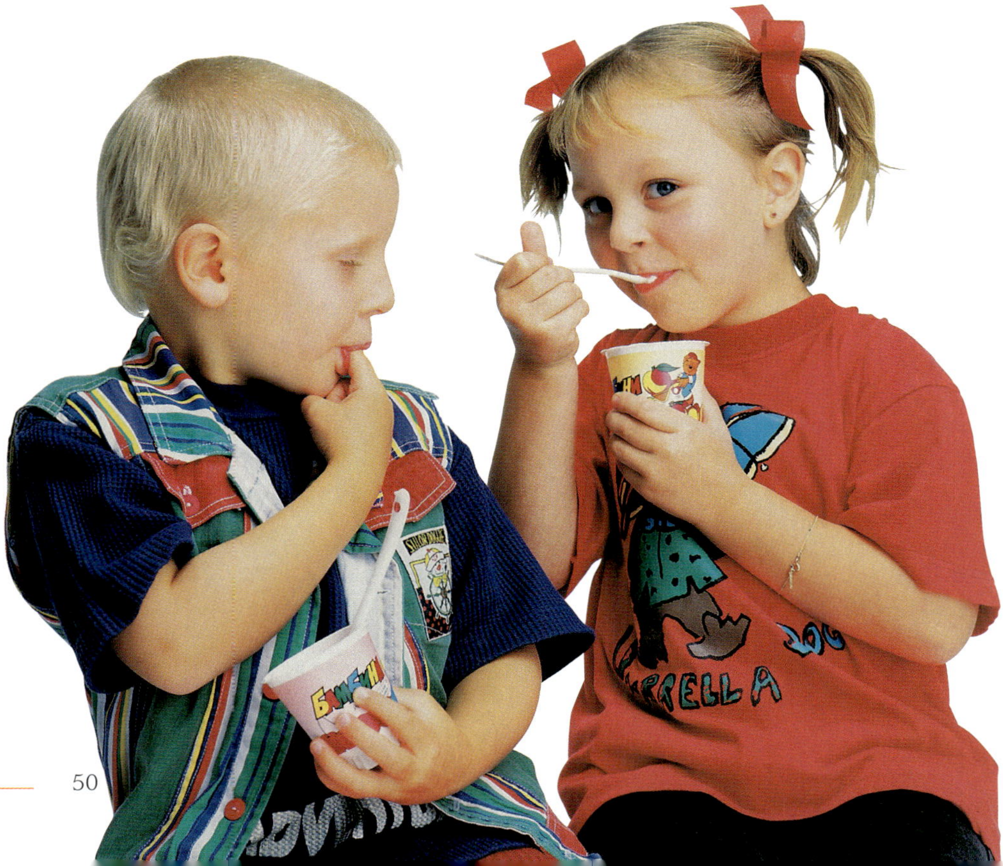

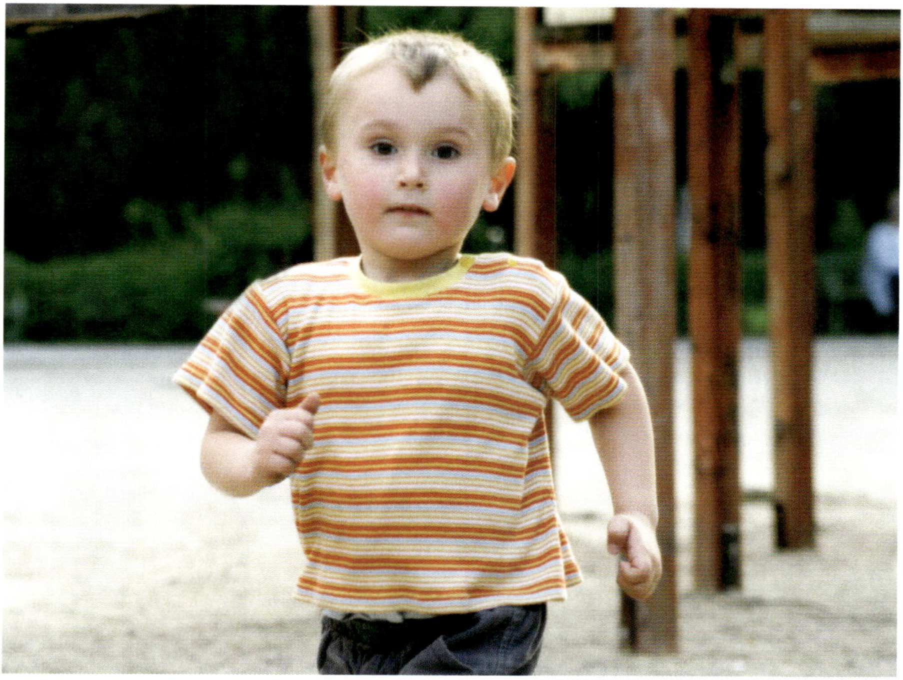

stoffe im Gehirn erklärt werden. Bedingt durch den erblichen Defekt bei ADHS ist der Stoffwechsel der Gehirnfettsäuren gestört. Führt man bestimmte Gehirnfettsäuren in konzentrierter und biologisch aktiver Form zu, wie sie im fetthaltigen Meeresfisch vorliegen, scheint sich die natürliche Balance der Botenstoffe wiederherzustellen. Auf das sich in der modernen Ernährung zunehmend verschlechternde Verhältnis von Omega-3- zu Omega-6-Fettsäuren und den damit verbundenen Stoffwechselengpass haben wir bereits hingewiesen (vgl. Seite 19f.). Gerade für ADHS-Betroffene ist dieses Ungleichgewicht auf der Produktionsstraße der Gehirnfettsäuren ungünstig. Die Stoffwechselblockade lässt sich jedoch durch gezielte Nährstoffzufuhr wieder aufheben. Besonders durch den Verzehr von Omega-3-haltigem Meeresfisch wie Makrele, Hering, Thunfisch, Lachs und Sardine kann das möglicherweise genetisch bedingte Ungleichgewicht verschiedener Nervenbotenstoffe im Gehirn wieder ins Lot gebracht werden. Nahrungsergänzend haben sich auch Kapseln mit Omega-3-Fettsäuren, Magnesium und Zink bewährt.

Schach dem Schmerz mit Omega-3

Neben der positiven Einflussnahme auf die Psyche vieler Patienten können sich die langkettigen Omega-3-Fettsäuren auch lindernd auf das Schmerzgeschehen auswirken. Hier muss noch einmal auf den bereits erläuterten Zusammenhang zum Eicosanoidstoffwechsel (vgl. Seite 20) hingewiesen werden.

Eicosanoide spielen auch im Schmerzgeschehen eine wichtige Rolle, ohne jedoch selbst Schmerzüberträger (Neurotransmitter) zu sein. Sie sensibilisieren lediglich als so genannte Schmerzmediatoren die Schmerzrezeptoren gegenüber chemischen, thermischen und mechanischen Reizen und senken die Schmerzschwelle. Eine erniedrigte Schmerzschwelle ist beispielsweise typisch für Migräne. Dadurch können Substanzen wie Histamin schon in sehr niedrigen Dosen einen Schmerz auslösen. Insbesondere die aus einer mehrfach ungesättigten Fettsäure, der Arachidonsäure, gebildeten Eicosanoide führen zur Erniedrigung der Schmerzschwelle.

Omega-3-Fettsäuren hemmen hingegen die Bildung von körpereigenen entzündungsfördernden Schmerzmediatoren. Hierauf beruht auch der positive diätetische Effekt bei Patienten mit rheumatischen Erkrankungen und anderen entzündlichen Erkrankungen wie Psoriasis (Schuppenflechte). Doch dazu später mehr.

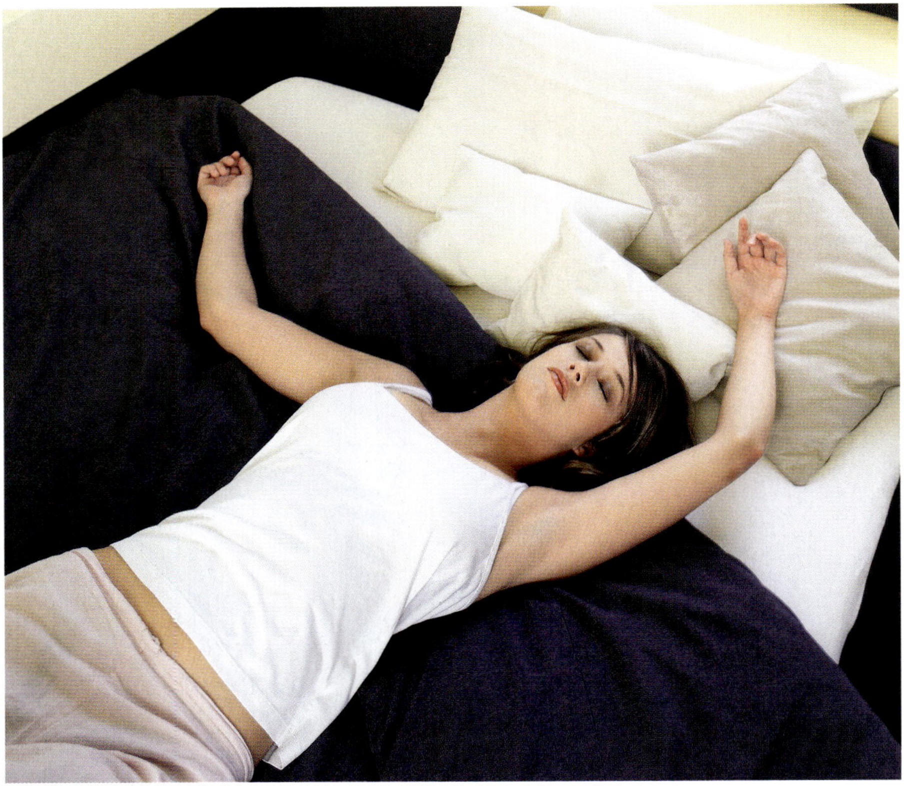

4

Mehr Lebensqualität bei rheumatischen Erkrankungen durch marine Omega-3-Fettsäuren EPA und DHA

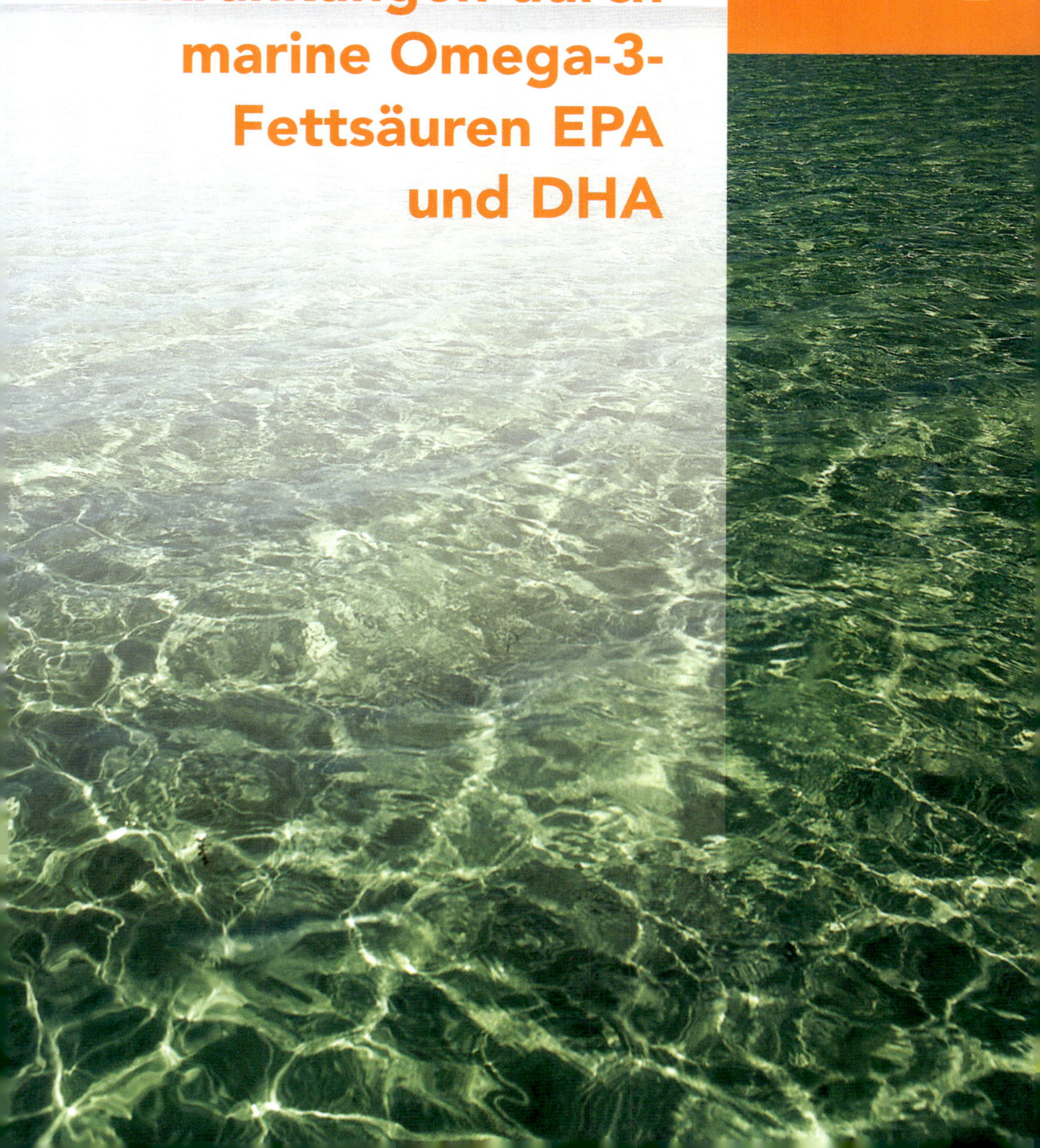

Gesundheit aus dem Meer: Das Spektrum der gesundheitsfördernden und Beschwerden lindernden Eigenschaften der langkettigen Omega-3-Fettsäuren EPA und DHA geht noch weiter. Wiederum spielen die hormonähnlichen Eicosanoide eine Rolle. Sie haben auch auf das Entzündungsgeschehen maßgeblichen Einfluss. Diesbezüglich ist besonders für Rheumatiker Hilfe zu erwarten, wobei es darum geht, der Entzündung die Grundlage zu nehmen bzw. die Bildung von Entzündungsstoffen regelrecht auszubremsen. Die im Fischöl enthaltene EPA (Eicosapentaensäure) konkurriert dabei mit der entzündungsfördernden Arachidonsäure. Das führt zu einer Verdrängung der proinflammatorischen (entzündungsfördernden) Eicosanoide und zu einer vermehrten Bildung der antiinflammatorischen (entzündungshemmenden) Gegenspieler im Stoffwechsel. Der Begriff inflammatorisch wird vom lateinischen Wort „inflammatio" abgeleitet, der Brand oder Glut bedeutet und für Entzündung steht. Und für die entzündlichen Reaktionen bei rheumatischen Gelenkerkrankungen, die mit Schwellung, Rötung, Schmerzen und Überwärmung einhergehen, sind eben Eicosanoide als Entzündungsvermittler wesentlich mit verantwortlich.

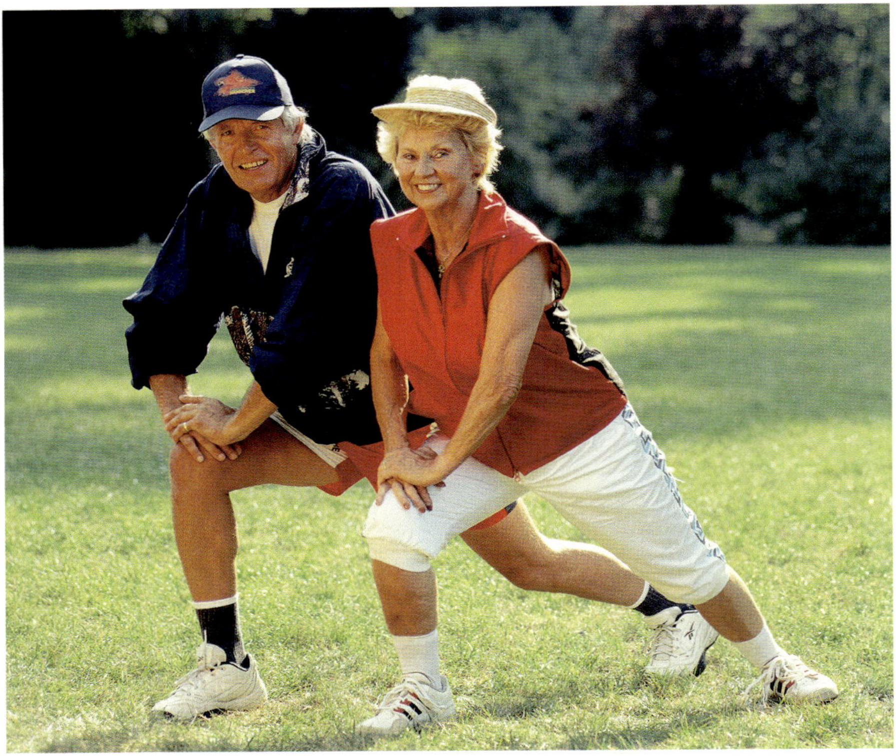

Wenn sich der Körper selbst bekämpft

Rheumatische Erkrankungen sind Erkrankungen der Gelenke, die mit reißenden Schmerzen und Funktionsbeeinträchtigungen einhergehen und sich vom Gelenk auf den ganzen Körperteil ausbreiten können. Eine Ausnahme ist der so genannte Weichteilrheumatismus, bei dem die Schmerzen von Bindegewebe und Muskeln ausgehen.

Entzündliche Gelenkerkrankungen bezeichnet man als Arthritis. Die bekannteste Form ist die rheumatoide Arthritis, früher auch chronische Polyarthritis genannt. Sie schreitet schubartig voran und betrifft häufig zunächst die Fingergelenke. Bei der Arthrose handelt es sich dagegen um Verschleißerscheinungen der Gelenke. Rheumatische Erkrankungen führen nach und nach zu Einschränkungen der Beweglichkeit. Auch der Knochen kann geschädigt werden und das Gelenk letztendlich versteifen. Aufgrund genetischer Veranlagung kommt es zu einer Fehlreaktion von Zellen des Immunsystems wie Lymphozyten und Makrophagen (beides Unterformen der weißen Blutkörperchen). Sie richten sich gegen körpereigenes Gewebe und lösen dort eine Entzündung aus. Bei dieser so genannten Autoimmunerkrankung kann der Körper nicht mehr zwischen „selbst“ und „nicht selbst“ unterscheiden und bekämpft sich quasi selber.

Wer ist betroffen?

In Deutschland sind etwa 8,5 Millionen Menschen von rheumatischen Erkrankungen betroffen. Die Ursache und Entstehung dieser schmerzhaften Beschwerden sind sehr unterschiedlich und noch nicht vollständig geklärt. Dennoch können wesentliche Empfehlungen zur Linderung der Krankheitssymptome und zum Erhalt oder der Verbesserung des Ernährungszustandes gegeben werden.

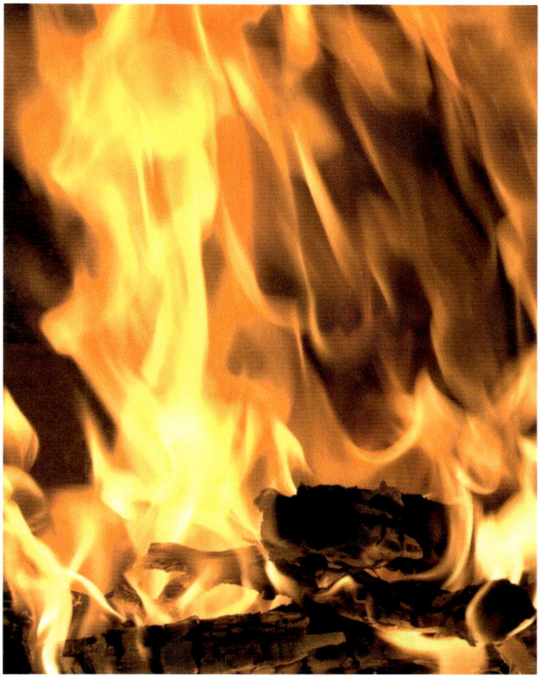

So können Sie Entzündungsprozesse abschwächen!

Die fehlende Unterscheidungsfähigkeit des Körpers verursacht immer wieder erneute Angriffe von Entzündungszellen auf körpereigene Substanzen und führt damit zu Schwellungen, Überwärmung, Schmerzen und Behinderungen der Beweglichkeit.

Die Entzündung der Gelenke ist dabei die Folge einer übermäßigen Produktion bestimmter Botenstoffe (Eicosanoide), die entzündliche Reaktionen unterstützen und aufrechterhalten. Entzündungsfördernde Eicosanoide werden aus der mehrfach ungesättigten Fettsäure Arachidonsäure gebildet, die nur im tierischen und menschlichen Organismus entsteht. Pflanzliche Lebensmittel enthalten keine Arachidonsäure, dagegen ist sie zu finden in Fleisch, Wurst, Eiern, Milch und Milchprodukten. Der auch im Fisch enthaltene Anteil der Arachidonsäure wird hingegen durch ihren Gegenspieler, die EPA (Eicosapentaensäure), entschärft.

Es besteht ein wichtiger Bezug zur Ernährung! Rheumatische Erkrankungen bedürfen – so der Ernährungsmediziner Professor Olaf Adam aus München – wegen ihrer chronischen Verlaufsform einer intensiven medikamentösen und physikalischen Therapie. Dabei erhält die Ernährung zusätzlich eine wichtige Bedeutung. Mit der geeigneten Nahrungsauswahl können bei 40 Prozent der Betroffenen drohende Fehl- und Mangelernährung vorgebeugt, der Entzündungsprozess vermindert und eine Osteoporose, die ansonsten regelmäßig im Krankheitsverlauf auftritt, abgewehrt werden. Zudem lassen sich so Medikamente einsparen und unerwünschte Arzneimittelnebenwirkungen vermindern.

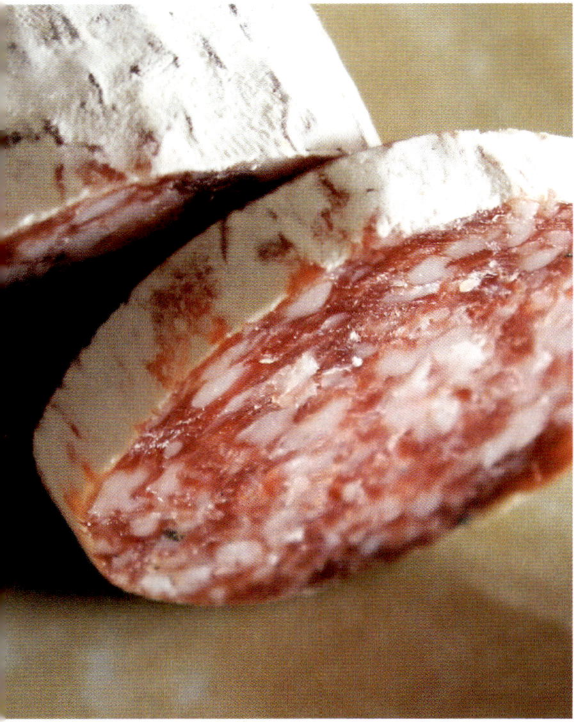

Gibt es eine Rheumadiät?

Im aktuellen Rationalisierungsschema 2000 für die Anwendung wichtiger und häufig gebrauchter Diätformen findet sich die offizielle Stellungnahme aller wichtigen ernährungsmedizinischen Organisationen in Deutschland zum Thema Rheuma und Ernährung. So heißt es dort: *„Bei den Rheumaerkrankungen hat sich in den letzten Jahren die Ernährung als wichtige Komponente der Therapie herausgestellt. (...) Es ergeben sich Möglichkeiten der diätetischen Entzündungshemmung durch Verminderung der Zufuhr von Arachidonsäure durch starke Einschränkung der Fleischzufuhr und von tierischen Fetten sowie die Steigerung der Zufuhr von Omega-3-Fettsäuren. (...) Daneben ist auf die Verhinderung von Unterernährung und auf die Osteoporoseprophylaxe zu achten. Wenn man auch in vielen Fällen auf Dauer nicht auf Medikamente verzichten kann, so kann im Einzelfall eine zum Teil deutliche Medikamenteneinsparung erfolgen."*

Nichts als gute Ratschläge für Rheumakranke?

Wenn es um die Prinzipien der Ernährung geht, gibt es eine Fülle von zum Teil widersprüchlichen Ernährungsratschlägen für Rheumakranke. Was es allerdings nicht gibt, ist eine gezielte allgemein gültige Rheumadiät, die eine Heilung verspricht! Unbestritten ist die indirekte Einflussnahme der (Über-)Ernährung auf alle Krankheiten des Bewegungssystems. Übereinstimmend zielen deshalb Empfehlungen auf eine Gewichtsnormalisierung zur Entlastung der Gelenke.

Das Führen eines Ernährungstagebuches ist der beste Einstieg in eine bewusste Ernährung. Es zeigt auch Zusammenhänge zwischen Ernährung und Rheuma. Es gilt sowohl Übergewicht wie auch Untergewicht zu vermeiden. Untergewichtige Rheumapatienten weisen überproportional oft eine Osteoporose auf. Die Zufuhr an Arachidonsäure lässt sich mit einer überwiegend laktovegetabilen Ernährung, also einer vegetarischen Kostform, die Milch- und Milchprodukte ausdrücklich zulässt, auf weniger als 50 Milligramm senken. Zusätzlich sollte sie zwei Seefischmahlzeiten von jeweils 150 Gramm pro Woche enthalten.

Die übliche fleisch- und wurstreiche Kost bedingt dagegen eine Arachidonsäureaufnahme in der Größenordnung von 200 bis 400 Milligramm pro Tag!

Es ist jedoch nicht notwendig, vollkommen auf Fleisch zu verzichten. Wie Untersuchungen von Professor Olaf Adam von der Ludwig-Maximilians-Universität München ergeben haben, sind zwei kleine Fleischportionen pro Woche unerheblich für den Arachidonsäurespiegel im Blut. Und nicht zu vergessen: Fleisch ist gleichzeitig Lieferant für hochwertiges tierisches Eiweiß und das wertvolle Spurenelement Zink.

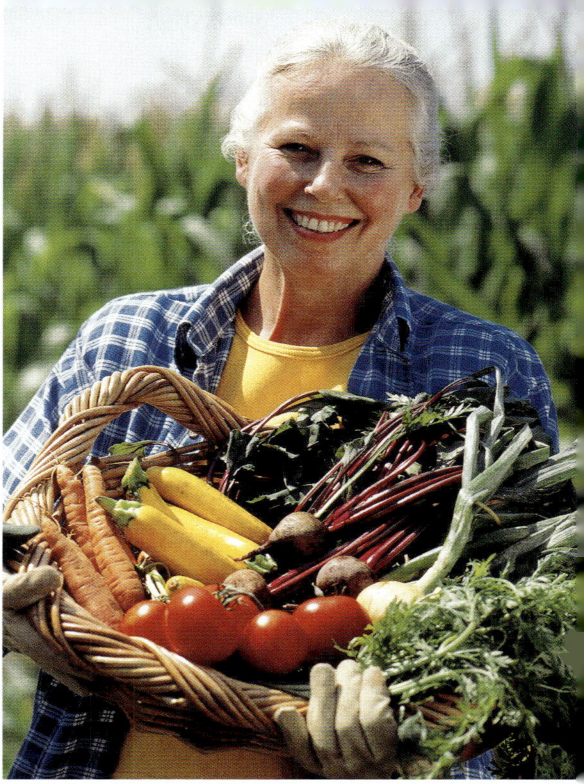

Idealerweise sollte die Ernährung auf mediterrane Kost umgestellt werden (viel Gemüse und Obst, Fisch und Olivensowie Rapsöl). So führte in einer Studie von Dr. Lars Skoldstam aus Schweden die Umstellung von einer „westlichen“ Ernährungsweise auf eine mediterrane Kost bei Patienten mit rheumatoider Arthritis bereits nach drei Monaten zu einer deutlichen Besserung der Entzündungsvorgänge, Bewegungsfähigkeit und Vitalität.

Im Rahmen einer so genannten laktovegetarischen Ernährungsweise (pflanzliche Lebensmittel sowie Milch und Milchprodukte) kann sogar nachweislich die Wirksamkeit der Fischölfett-

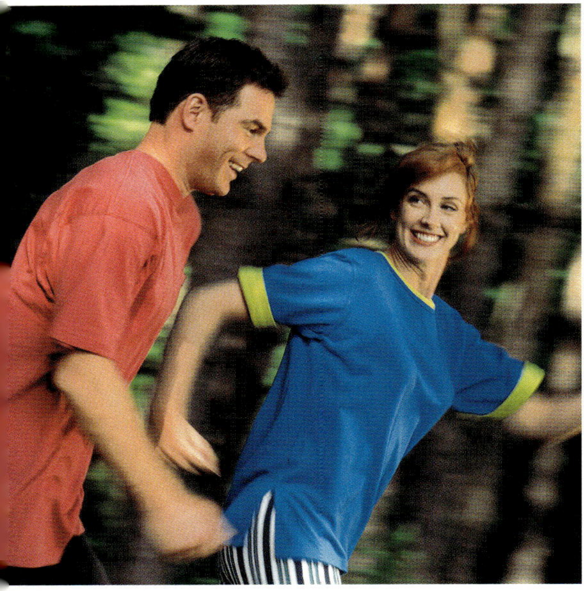

säuren gesteigert werden. Bei dieser Ernährungsform war der Abbau der Arachidonsäure stärker ausgeprägt und die Fischölfettsäuren (EPA) wurden besser im Körper angereichert. Als Folge daraus stellten Professor Olaf Adam und seine Kollegen von der Ludwig-Maximilian-Universität München (2003) eine stärkere Abnahme der Entzündungsmediatoren fest, als bei den Patienten, die zwar Fischölfettsäuren bekamen, sich jedoch weiter wie bisher ernährten. Dies ergab die Untersuchung von Blutproben der Patienten. Ein weiterer Pluspunkt der Kombination aus spezieller Ernährung und Fischölfettsäuren bestand darin, dass sich bei diesen Patienten die klinischen Symptome in einem größeren Umfang besserten und dadurch die Medikamentendosis (nicht-steroidale Antirheumatika und Kortison) um etwa ein Drittel eingespart werden konnte.

Fazit: Eine besonders starke Kombination ist die Ernährungsumstellung plus Fisch oder fischölhaltige Nahrungsergänzungsmittel mit EPA/DHA.

Sollen Rheumapatienten fasten?

Tatsächlich zeigen verschiedene Studien, dass durch Fasten bei rheumatischer Arthritis binnen zwei Tagen eine Besserung der Entzündung und Schmerzen eintreten kann. Die Wirkung des Fastens ist wahrscheinlich mit der fehlenden Zufuhr der entzündungsfördernden Arachidonsäure zu erklären. Eine längere Fastenkur darf jedoch nur unter ärztlicher Überwachung durchgeführt werden. Nach Abschluss des Fastens muss der Rheumakranke aber damit rechnen, dass sich Entzündungen und Schmerzen nach mehr oder minder langer Zeit wieder im alten Ausmaß einstellen – vor allem dann, wenn die alten Ernährungsgewohnheiten wieder aufgenommen werden. Sollten Sie fasten wollen, sprechen Sie vorher in jedem Fall mit ihrem behandelnden Arzt. Er informiert Sie über die für Sie geeignete Fastenform.

Sie haben dadurch eine Chance (aber keine Garantie), Ihr Befinden zu verbessern. Etwa 50 Prozent der Patienten reagieren positiv. Um den Erfolg zu stabilisieren, heißt es dann, die Ernährung umzustellen: Eine Ernährung auf pflanzlicher Basis mit viel Gemüse, Obst, fettarmen Milchprodukten ergänzt durch Omega-3-haltigen Meeresfisch sowie Rapsöl.

Warum Fisch statt Fleisch?

Entzündungen bei rheumatischen Erkrankungen lassen sich durch die Verminderung der Arachidonsäure und die Erhöhung der EPA (Eicosapentaensäure) hemmen. Arachidonsäure ist die Ausgangssubstanz für so genannte Entzündungsmediatoren, also Stoffe, die Entzündungen vermitteln. Besonders reich an Arachidonsäure sind tierische Fette, fettreiche Teilstücke – insbesondere vom Schwein oder Leberwurst und Eigelb. Pflanzliche Lebensmittel enthalten dagegen keine Arachidonsäure. Arachidonsäurearm sind fettarme Milchprodukte. Sie stellen neben kleinen Portionen von fettarmem Fleisch (zum Beispiel Rind und Lamm) sowie den empfohlenen Fischmahlzeiten die Versorgung mit hochwertigem tierischem Eiweiß sicher. Die Umstellung der Ernährung kann die Entzündungsaktivität und die Schmerzen bei Rheuma vermindern.

Neben der Reduzierung der entzündungsfördernden Arachidonsäure mindern deren Gegenspieler, die Omega-3-Fettsäuren EPA aus fetthaltigen Meeresfischen und in gewissem Maße auch alpha-Linolensäure aus Raps-, Lein- und Walnussöl die Entzündung. Omega-3-Fettsäuren verdrängen die Arachidonsäure aus bestimmten Stoffwechselwegen, so dass Entzündung und Schmerz weiter abnehmen. Die den Entzündungsprozess hemmenden Omega-3-Fettsäuren kommen besonders in Lachs, Hering, Makrele, Sardine und Thunfisch vor. Essen Sie am besten zwei Fischgerichte in der Woche.

Auch bestimmte sekundäre Pflanzenstoffe wie Flavonoide aus Gemüse, Salat und Obst hemmen die Entstehung der aus der Arachidonsäure gebildeten

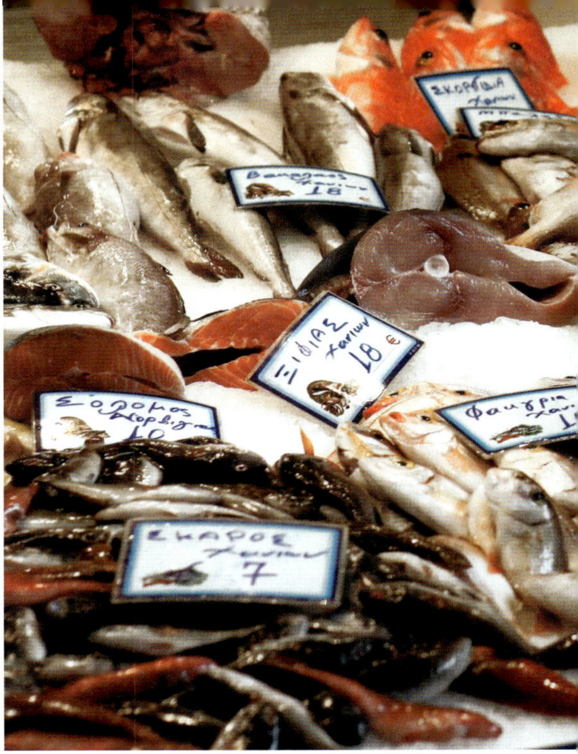

Vermittler der Entzündungsreaktion. Deshalb sollten Sie davon reichlich essen – am besten fünf Portionen am Tag!

Antioxidanzien helfen zusätzlich!

Arachidonsäure und Übergewicht sind Feinde des Rheumatikers. Helfende Freunde dagegen sind Omega-3-Fettsäuren, die antioxidativen Vitamine Beta-Carotin, C und E sowie die Spurenelemente Selen, Kupfer und Zink. Die Mikronährstoffe schützen vor oxidativem Stress und wirken teilweise entzündungshemmend.

Bei chronischen Entzündungsprozessen werden permanent Sauerstoffradikale, das heißt besonders aggressive Sauerstoffverbindungen, gebildet, die als Schmerzmediatoren wirken und eine Entzündung aufrechterhalten. Dadurch

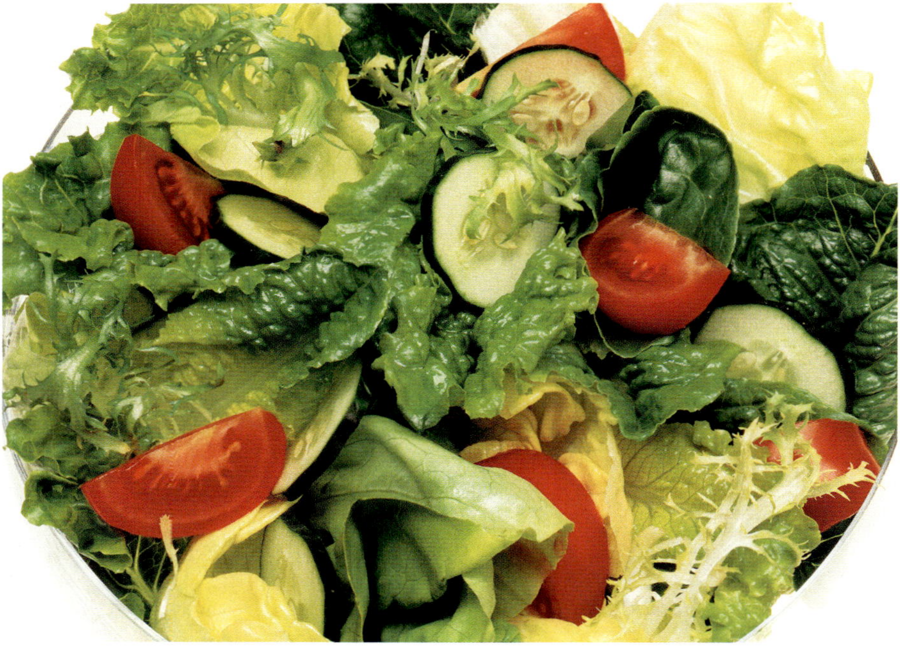

entsteht der belastende Schmerz. Antioxidanzien schützen den Körper vor den negativen Folgen von besonders reaktionsfähigen Sauerstoffverbindungen (Sauerstoffradikale). Daher die Empfehlung: Zwei Fischmahlzeiten plus reichlich Gemüse und Obst essen und Vitamin-E-haltiges Oliven- oder Rapsöl verwenden.

Die wissenschaftliche Beweislage

Wissenschaftliche Studien belegen es: Bei Patienten mit entzündlich rheumatischen Erkrankungen (rheumatoider Arthritis), die zusätzlich zu ihrer Standardtherapie hohe Dosen an marinen Omega-3-Fettsäuren EPA/DHA erhielten, konnten die typischen rheumatischen Beschwerden (Schmerzen, Entzündungen, Gelenkschwellungen und Morgensteifigkeit) erheblich gebessert werden. Als Folge davon war es den Patienten möglich, die Einnahme ihrer Schmerzmittel deutlich zu verringern.

Der Wissenschaftler Dr. Paul Fortin und seine Kollegen aus Boston analysierten 1995 insgesamt elf klinische Studien, die bereits zuvor die Effekte einer ergänzenden Zufuhr von Fischöl bei Arthritispatienten untersucht hatten. Sie konnten die positiven Studienergebnisse bei ihrer Gesamtbetrachtung bestätigen.

Omega-3 bei Rheumatikern – die Menge muss stimmen!

Den positiven Effekten der marinen Omega-3-Fettsäuren stehen Beobachtungen gegenüber, die ausgerechnet bei dieser Personengruppe auf eine unzureichende Versorgungslage mit Omega-3 schließen lassen: So haben Untersuchungen von Professor Bernhard Pichler aus Österreich ergeben, dass bei Patienten mit rheumatoider Arthritis eine verminderte Konzentration an Omega-3-Fettsäuren in der Gelenkflüssigkeit sowie eine überaus geringe Zufuhr über die Nahrung zu finden ist.

Gerade für Patienten mit entzündlich rheumatischen Erkrankungen ist es wichtig, eine ausreichend hohe Menge (ein Gramm EPA/DHA pro Tag und mehr) an marinen Omega-3-Fettsäuren zuzuführen. Bei Fischen können in Abhängigkeit von Fanggebiet, Fütterung und Fettgehalt ganz erhebliche Schwankungen hinsichtlich des EPA-Gehalts auftreten. Für Patienten, die auf Nummer sicher gehen wollen, empfiehlt es sich daher, auf entsprechend standardisierte Fischöl-Kapseln mit einem ausgewiesenen Gehalt an Omega-3-Fettsäuren und Vitamin E zurückzugreifen.

Wann treten Wirkungen ein?

EPA verdrängt, wie bereits erklärt, die Arachidonsäure aus den Zellen und bindet die Wirkstoffe, die Entzündungsbotenstoffe bilden. Dieser Vorgang setzt jedoch nicht von heute auf Morgen ein. Nach den Studien von Professor Olaf Adam dauert es mindestens vier Wochen bis sich die Stoffwechselprozesse umgestellt haben und Wirkungen eintreten. Seinen Untersuchungen zur Folge, gleichen zu Beginn der Therapie Dosierungen von täglich zirka 900 Milligramm EPA hohe Arachidonsäurespiegel aus. Wichtig ist, dass gleichzeitig mit einer Ernährungsumstellung (arachidonsäurearme Ernährung) begonnen und diese auch beibehalten wird. Die Dosierung an EPA kann dann später, sobald die Arachidonsäurespiegel deutlich abgesenkt wurden, in Absprache mit dem behandelnden Arzt reduziert werden.

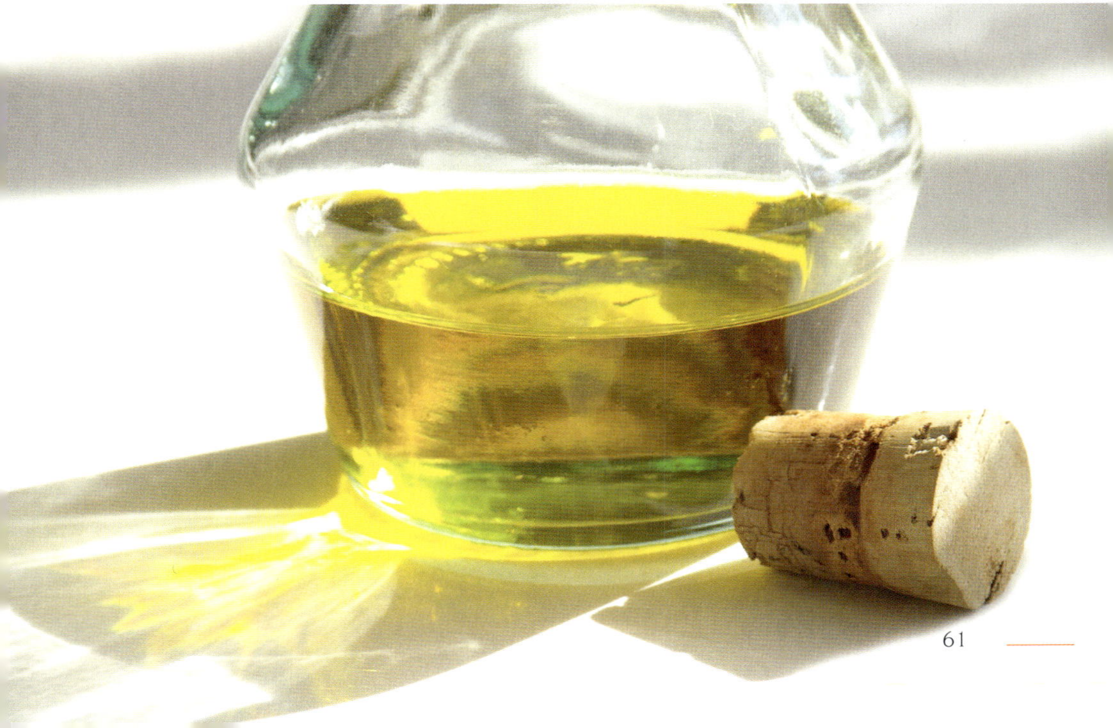

Für Rheumapatienten doppelt wertvoll

Wissenschaftler haben herausgefunden, dass die rheumatoide Arthritis zu einem erhöhten Risiko für Herz-Kreislauferkrankungen führen kann. Für Rheumapatienten ist es daher besonders wichtig, auch auf die Gesunderhaltung von Herz und Kreislauf zu achten. Sie profitieren also im doppelten Sinn von den marinen Omega-3-Fettsäuren!

Vom entzündungshemmenden Effekt der langkettigen Omega-3-Fettsäuren marinen Ursprungs können möglicherweise auch andere Betroffene, wie Patienten mit Psoriasis (Schuppenflechte) und chronisch entzündlichen Darmerkrankungen, wie Colitis ulcerosa und Morbus Crohn, aufgrund der Beeinflussung der Eicosanoidsynthese profitieren. Die Studienergebnisse dazu sind aber nicht einheitlich.

Ernährungsempfehlungen bei Rheuma

- Übergewicht (Gelenkbelastung) abbauen und Untergewicht (Mangelernährung) vermeiden.
- Arachidonsäurearm essen, d. h. weniger Fleisch und Wurst.
- Omega-3-Fettsäuren (Fisch, Rapsöl) und Antioxidanzien vermehrt aufnehmen, da entzündungshemmend und Schutz vor oxidativem Stress.
- Kalziumreiche Ernährung: ein Glas/250 Milliliter fettarme Milch, ein Becher/150 Gramm Jogurt und eine Scheibe Käse pro Tag essen, kalziumreiches Mineralwasser trinken und eventuell nahrungsergänzend Kalzium und Vitamin D zu sich nehmen.
- Fünf Portionen Gemüse und Obst am Tag essen.
- Insbesondere bei rheumatoider Arthritis kann durch Fasten eine (vorübergehende) Besserung der Beschwerden erzielt werden; Maßnahmen wie das Fasten aber unbedingt mit dem Arzt besprechen!
- Ernährungstagebuch führen.
- Gegebenenfalls auf mögliche Lebensmittelintoleranzen (= Unverträglichkeiten) achten.
- Einsatz von Nahrungsergänzungsmitteln mit Omega-3-Fettsäuren (etwa ein Gramm EPA/DHA pro Tag) und Vitamin E (etwa 200 Milligramm pro Tag) und Selen (50 bis 100 Mikrogramm pro Tag) nach Rücksprache mit dem Arzt.

5

Die Einsatzmöglichkeiten für Omega-3-EPA/DHA gehen weiter!

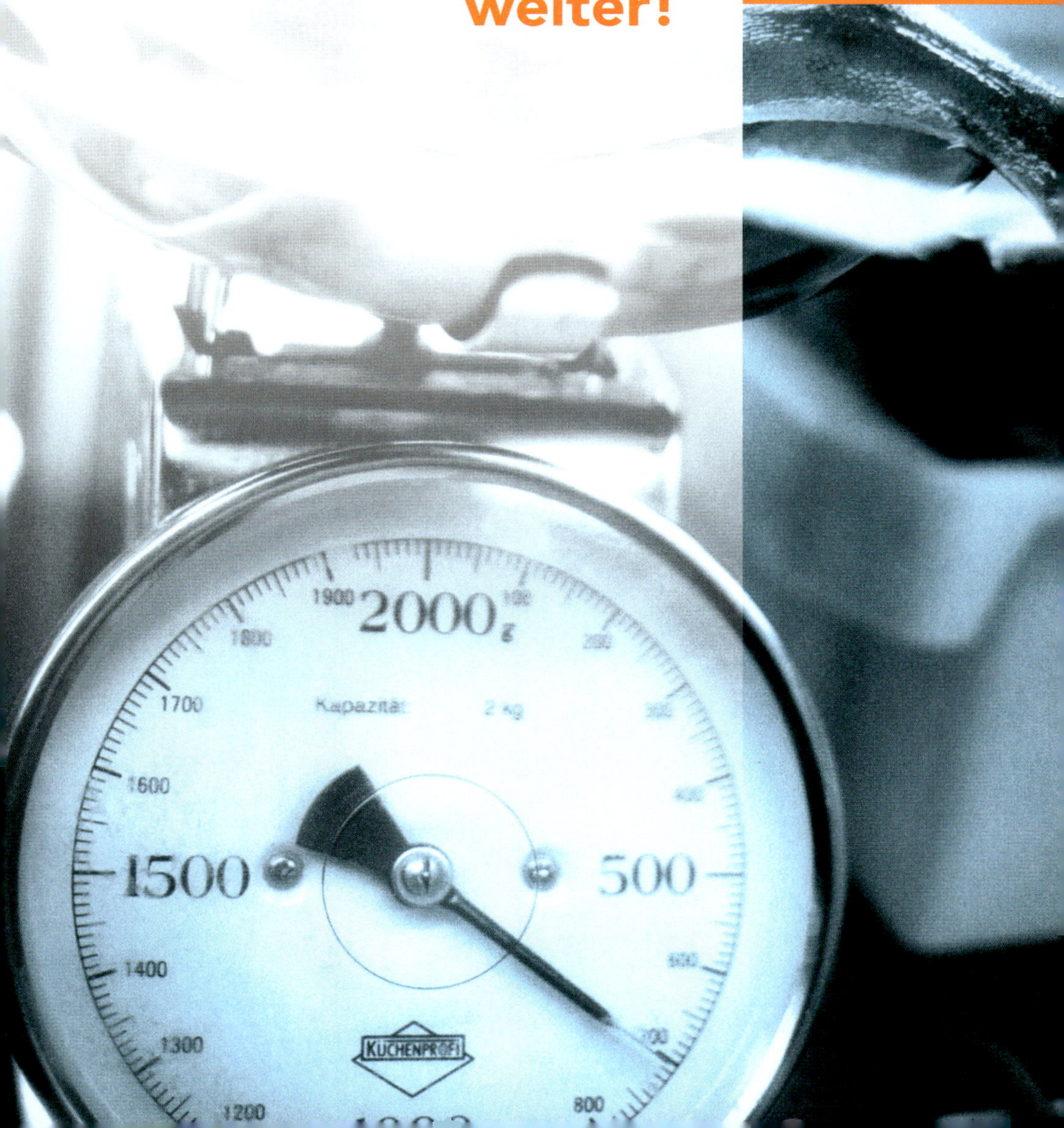

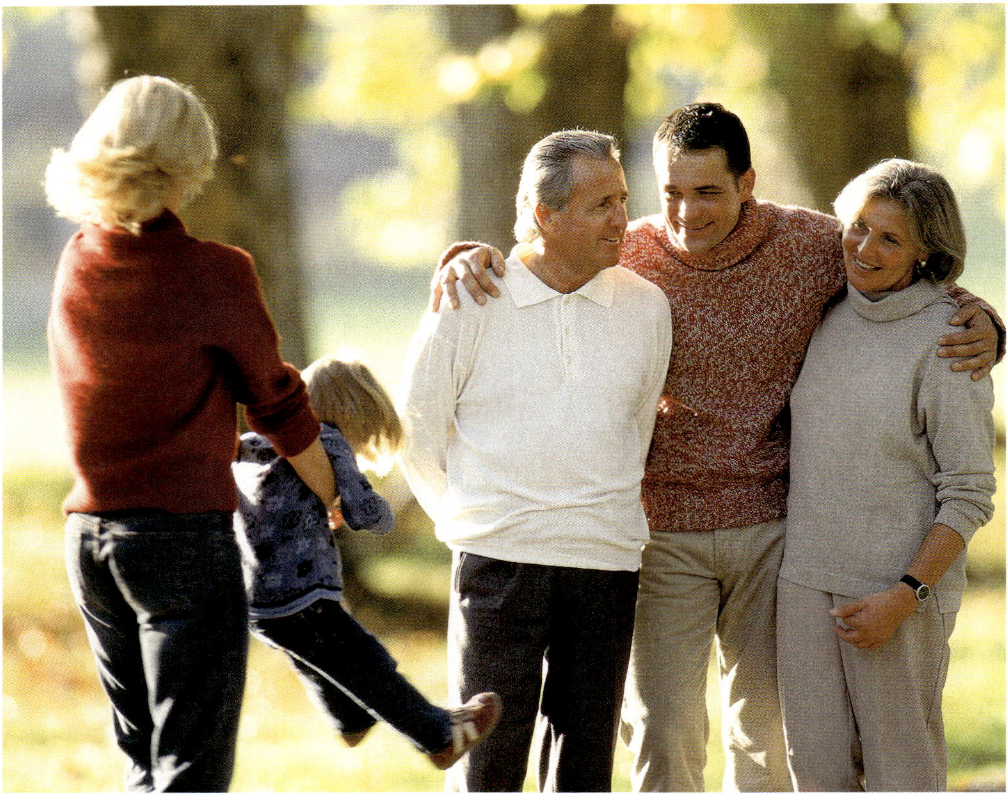

Wegen ihrer vielfältigen Wirkungen im Körper gilt grundsätzlich die Empfehlung: „Omega-3 für alle". Das betrifft zunächst die Entwicklung der Gehirn- und Sehleistung des Neugeborenen von Anfang an und damit die Ernährung der Mütter während Schwangerschaft und Stillzeit. Omega-3 ist lebenslang ein unverzichtbarer Nährstoff, um die Gehirn- und Augenfunktion in Gang zu halten und ein ordnungsgemäßes Funktionieren sicherzustellen. In einer neueren amerikanischen Studie konnte gezeigt werden, dass Personen, die über Fisch vermehrt Omega-3-Fettsäuren aufnahmen, seltener unter trockenen Augen (Sicca-Syndrom) litten.

Auch bei der Risikominderung der altersbedingten Makuladegeneration zeigen sich überzeugende Ergebnisse, die für eine erhöhte Aufnahme von langkettigen Omega-3-Fettsäuren marinen Ursprungs sprechen. Die Makuladegeneration zählt im Alter zu den Hauptursachen eines eingeschränkten Sehens und von Erblindung. In einer von Seddon et al. 2006 durchgeführten Zwillingsstudie lag der Präventiveffekt im Hinblick auf dieses Augenleiden durch höheren Omega-3-Verzehr (zwei und mehr Portionen

Fisch pro Woche) bei 22 Prozent. Diese Risiko mindernde Wirkung wird auch durch aktuelle Studien aus dem Jahr 2007 von den Arbeitsgruppen von Coleman und San Giovanni bestätigt.

Darüber hinaus profitieren diejenigen ganz besonders von den marinen Fettsäuren EPA und DHA, die Herz und Kreislauf gesund halten wollen oder bereits Patienten mit koronarer Herzkrankheit, Fettstoffwechselstörungen und Bluthochdruck sind. Darüber wurden Sie in den vorangegangenen Kapiteln ebenso ausführlich informiert wie über die positive Einflussnahme bei rheumatischen Erkrankungen, entzündlichen Darmerkrankungen und im psychischen Bereich (ADHS, Depression).

Aufgrund ärztlicher Beobachtungen und wissenschaftlicher Studien erweitert sich aber der Einsatzbereich für die langkettigen Omega-3-Fettsäuren ständig. So können auch Diabetiker, Allergiker und Übergewichtige während einer Reduktionsdiät von EPA/DHA profitieren. Ja, es besteht sogar ein Zusammenhang zwischen Omega-3-Fettsäureverzehr und dem Osteoporose-Risiko. Aufgrund der herausragenden Bedeutung der DHA aus Fischöl oder speziellen Algen als funktioneller Bestandteil des Nervensystems werden auch Einsatzmöglichkeiten und Zusammenhänge bei der Behandlung der Multiplen Sklerose und zur Vorbeugung gegen die gefürchtete Demenzerkrankung vom Typ Morbus Alzheimer aufgezeigt. Hier sind jedoch noch weitere Studien erforderlich, um konkrete Empfehlungen geben zu können.

Hilfreich für Diabetiker

Diabetiker können sich mit Omega-3 besser vor den Folgen ihrer Stoffwechselerkrankung schützen, da sie ein erhöhtes Risiko für Herz-Kreislauferkrankungen aufweisen. Sie leiden häufig unter Störungen des Fettstoffwechsels und kön-

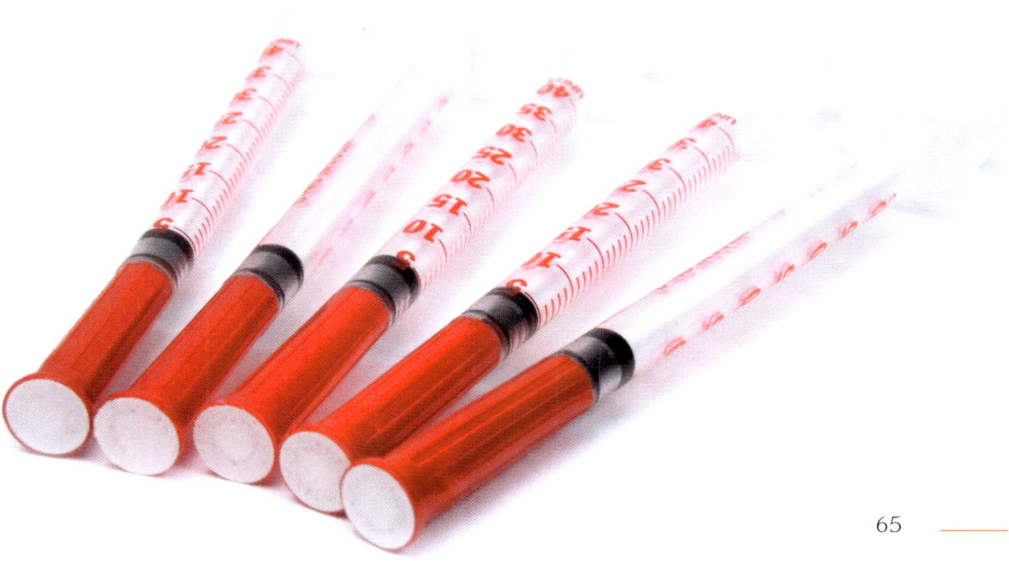

nen daher von triglyzeridsenkenden und herzschützenden Eigenschaften der Omega-3-Fettsäuren in besonderem Maße profitieren. Die zusätzliche Einnahme von Omega-3-Fettsäuren verbessert die Zusammensetzung der Blutfette, ohne die Wirkung von Insulin zu beeinträchtigen. Aus wissenschaftlichen Versuchen ergab sich im Gegenteil, dass bei guter Omega-3-Versorgungslage das Ansprechen auf Insulingaben sogar besser war, was die so genannte Insulinresistenz verbessert. Die Einnahme von Omega-3-Kapseln macht übrigens keine Anrechnung von Broteinheiten erforderlich.

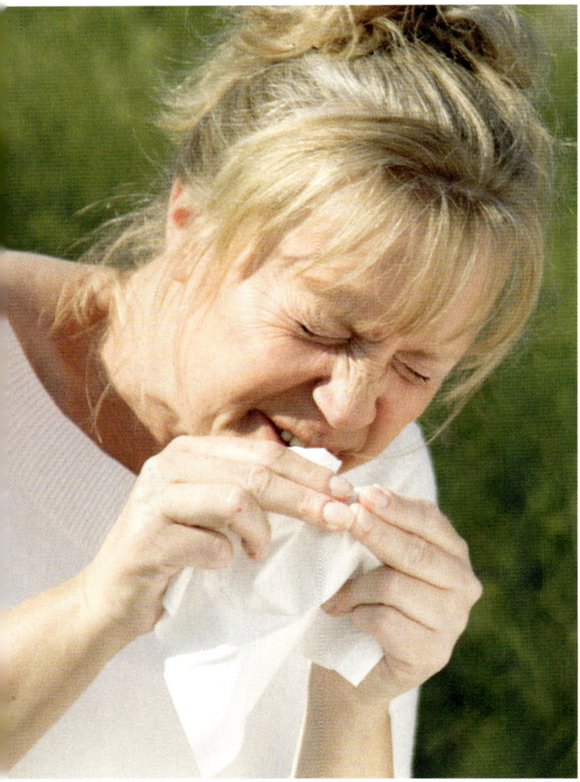

Allergien

Eine große Anzahl von Menschen ist von Allergien betroffen. Viele Ernährungsmediziner bringen die vermehrte Entstehung von allergisch bedingten Erkrankungen mit dem hierzulande weit verbreiteten Mangel an Omega-3-Fettsäuren in Verbindung. Untersuchungen zufolge sollen Omega-3-Fettsäuren aufgrund ihrer spezifischen Wirkeigenschaften allergische Reaktionen deutlich abmildern können.

Schuppenflechte und Neurodermitis

Seit Mitte der achtziger Jahre ist bekannt, dass Omega-3-Fettsäuren auch bei chronischen Hautentzündungen, insbesondere der Psoriasis (Schuppenflechte), günstig wirken. Da die Psoriasis eine chronische Erkrankung darstellt, muss der Einsatz von Omega-3-Fettsäuren langfristig erfolgen. Erfahrungsberichten und pharmakologischen Untersuchungen zufolge sind Omega-3-Fettsäuren auch bei der Behandlung von Neurodermitis geeignet. Kontrollierte Studien liegen bisher aber noch nicht vor. Die Einnahme von Omega-3-Fettsäuren zur Behandlung entzündlicher Erkrankungen erfordert in Abstimmung mit dem Arzt je nach Krankheitsbild höhere Dosierungen und eine langfristige Anwendung über Monate bzw. Jahre.

Omega-3-Versorgung und Osteoporose-Risiko

Neben den bekannten Einflussfaktoren auf diese Knochenerkrankung („Knochenschwund") wie Kalziumaufnahme mit der Nahrung und körperliche Aktivität wurde in einer amerikanischen Studie (Weiss, 2005) das Ernährungsverhalten von älteren Frauen und Männern auch im Hinblick auf den Fettverzehr genauer analysiert. Dabei zeigte sich, dass Frauen und Männer mit einer hohen Aufnahme von Omega-3-Fettsäuren und einem günstigen Verhältnis von Omega-3- zu Omega-6-Fettsäuren eine höhere Knochendichte aufweisen – dem Anzeichen für die Knochenfestigkeit. Diese auf Beobachtungen beruhende Studie gibt einen wichtigen Hinweis darauf, dass es bei der Vorbeugung gegen Osteoporose wichtig ist, auch die Fettaufnahme und Fettqualität zu beachten.

Abwehrstark mit Omega-3

Während man den Omega-6-Fettsäuren eher eine immunsuppressive Wirkung (die Abwehrkräfte unterdrückende Wirkung) zuschreibt, wird wegen der bereits beschriebenen Konkurrenz der Schlüsselenzyme im Omega-6- und Omega-3-Fettsäuren-Stoffwechsel bei Einnahme von Omega-3-Fettsäuren, die Bildung entzündungsfördernder und immunsup-

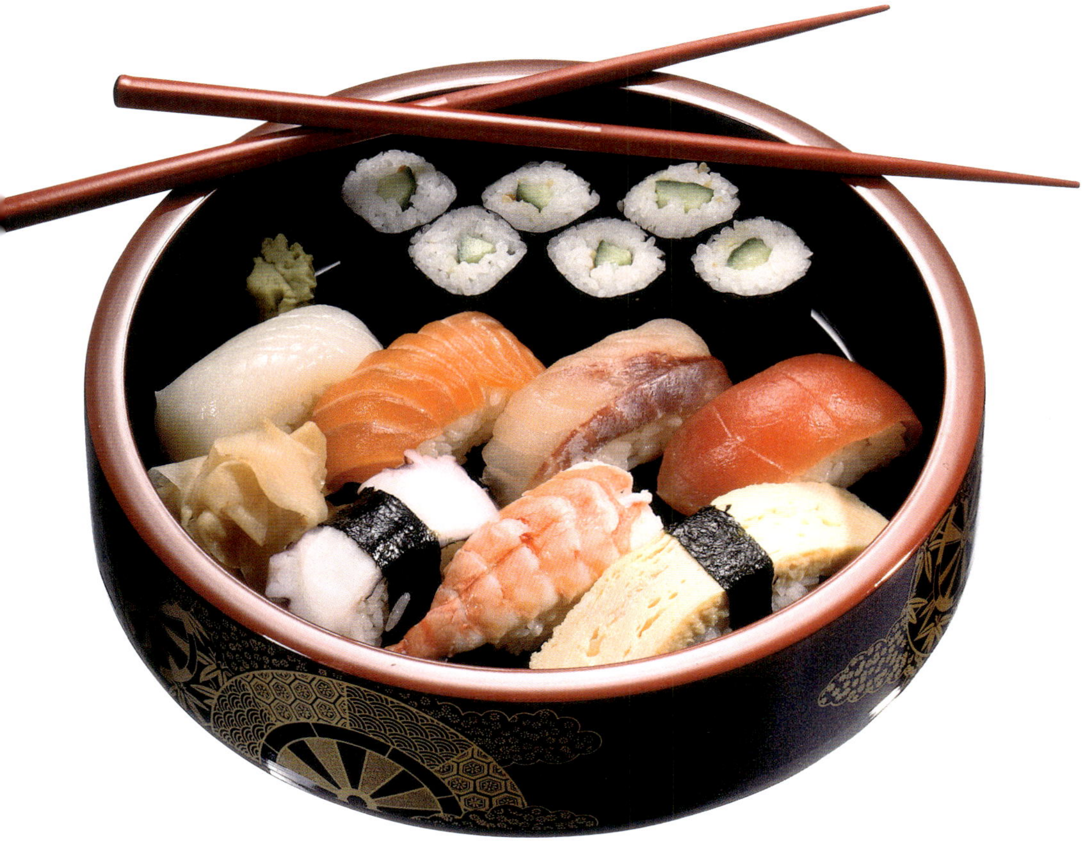

pressiver Eicosanoide reduziert. Das bedeutet: Omega-3-Fettsäuren sind Vorstufen von entzündungshemmenden Gewebshormonen. Zusätzlich üben Omega-3-Fettsäuren eine Reihe positiver Effekte auf das Immunsystem aus.

In der Zwischenzeit gelang der Nachweis, dass Omega-3-Fettsäuren die Produktion von so genannten Zytokinen regulieren und zu deren „gesundem Gleichgewicht" beitragen. Zytokine sind Signalproteine, die Informationen übertragen und Reaktionen des Immunsystems aktivieren oder deaktivieren.

Günstig erscheint auch, dass die Verträglichkeit von stark wirkenden Arzneimitteln, die zur Unterdrückung der Immunreaktion eingesetzt werden, durch Omega-3-Fettsäuren verbessert werden kann.

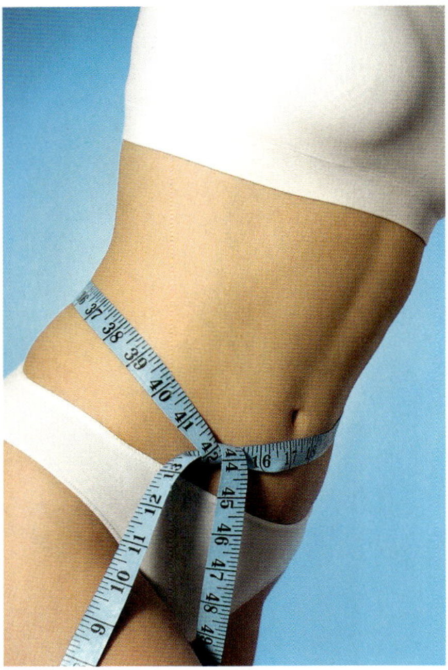

Fleisch- und Fischverzehr im Zusammenhang mit dem Krebsrisiko

Die Daten einer im Jahr 2005 veröffentlichten großen Studie aus zehn europäischen Ländern belegen, dass das Dickdarmkrebsrisiko positiv mit dem Verzehr von rotem Fleisch sowie Fleisch- und Wurstwaren assoziiert ist und dass andererseits Fischverzehr eine diesbezügliche Schutzwirkung ausübt. Während die vermehrte Aufnahme von gesättigtem Fett und Omega-6-Fettsäuren eher für die Beteiligung an der Entstehung bestimmter Krebsformen verantwortlich gemacht wird, ist das Schutzpotential von Fisch wiederum mit den langkettigen Omega-3-Fettsäuren zu erklären. Auch das Prostatakarzinomrisiko wird durch Fischöl vermindert, wahrscheinlich durch eine verminderte Bildung von Eicosanoiden, die aus der Arachidonsäure entstehen.

Gesund abnehmen mit Omega-3-Fettsäuren

Meeresfisch ist wegen seines günstigen Eiweißgehalts und des Spurenelements Jod, das für die gesunde Schilddrüsenfunktion unerlässlich ist, ein geschätzter Bestandteil von Diäten, die der Reduktion des Körpergewichts dienen. Beide Nährstoffe sind eine wichtige Voraussetzung für einen aktiven Stoffwechsel.

Im Rahmen der so genannten Low-fat-Welle, die pauschal Nahrungsfett als Hauptverursacher von Übergewicht verteufelte, wurde jedoch meistens die Empfehlung ausgesprochen, fettarmen Fisch zu bevorzugen. Das ist ebenso falsch und ungünstig wie das im Zuge übertriebener Fetteinsparung praktizierte Weglassen von Pflanzenöl zum Rohkostsalat. Damit verzichten wir auf eine der besten Vitamin-E-Quellen in unserer Nahrung und auf gesundheitsfördernde Fettsäuren wie die einfach ungesättigte Ölsäure und die dreifach ungesättigte pflanzliche Omega-3-Fettsäure alpha-Linolensäure, die beide in idealer Weise im Rapsöl vorkommen.

Während bei Fleisch und Wurstwaren sowie Käse grundsätzlich die fettarmen Varianten zu bevorzugen sind, sollten es beim Meeresfisch ausdrücklich die mit einem höheren Fettanteil sein, weil im Fischfett bzw. Fischöl die gesundheitsfördernden Omega-3-Fettsäuren EPA/DHA vorhanden sind. Sparen Sie das Fett lieber, indem Sie Fisch nicht panieren und in reichlich Fett braten und/oder zusammen mit Mayonnaisekartoffelsalat essen. Bevorzugen Sie Hering, Makrele, Lachs, Thunfisch und Sardinen in allen Varianten einschließlich in geräucherter Form oder als Konserven. Bei zwei Seefischmahlzeiten in der Woche schlägt das enthaltene Omega-3-reiche Fett weniger zu B(a)uche als das tägliche Zuviel in Form von Gebäck, Chips, Schokoriegeln und allen möglichen Knabbereien.

Und wer sich bei den Fettkalorien dennoch strenger einschränken möchte, kann immer noch auf Kapseln zurückgreifen, die die wertvollen Fischfettsäuren in konzentrierter Form enthalten.

Auf die unterstützende Wirkung von EPA/DHA bei ihrer Gewichtsreduktion sollten Übergewichtige jedoch auf keinen Fall verzichten. Der Fischkonsum bzw. die Omega-3-Fettsäuren verbessern das erhöhte Risiko übergewichtiger Patienten für Herz-Kreislauferkrankungen, denn sie senken die Blutfettwerte und helfen, den Blutzucker-Insulin-Stoffwechsel zu normalisieren. Davon können insbesondere Übergewichtige mit dem so genannten metaboli-

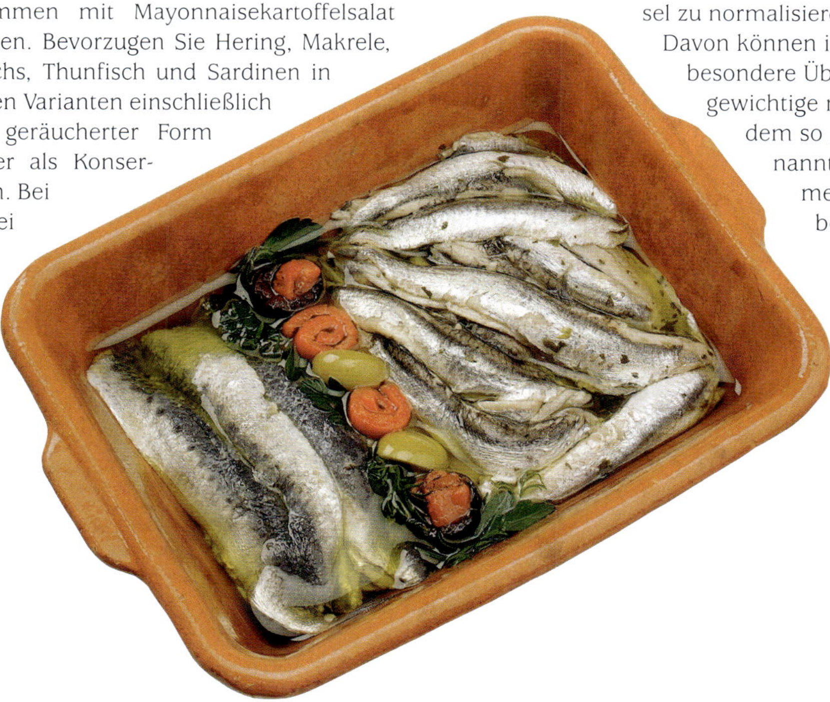

schen Syndrom (vgl. S. 36f), das heißt dem gefährlichen gleichzeitigen Vorkommen von gesundheitsgefährdendem Übergewicht, Diabetes mellitus Typ 2, Fettstoffwechselstörungen und Bluthochdruck, profitieren. Gerade in Bezug auf diese Risikokonstellation verstärkt die Einbeziehung von Omega-3-haltigen Fischmahlzeiten den Effekt der Gewichtsreduktion über das allein schon durch das Abnehmen zu erwartende Maß hinaus. Möglicherweise kann eine Verbesserung des Blutzucker-Insulin-Haushalts auch über die verbesserte Insulinwirkung weitere Gesundheitsvorteile für die Betroffenen mit sich bringen. Das reicht bis hin zur Normalisierung der Hunger-Sättigungsregulation. An diesem Beispiel wird deutlich, um wie viel wichtiger die Verbesserung des gesamten Gesundheitsstatus des Übergewichtigen im Vergleich zur vordergründigen und nur auf den schnellen Abnehmerfolg abgestellten Schlankheitsdiät ist.

Omega-3-Fettsäuren – wichtig auch für Sportler

Wer Sport treibt, sollte unbedingt auch auf seine Fettzufuhr achten. Darauf weist die amerikanische Ernährungsforscherin Prof. Artemis Simopoulos, Präsidentin des Center of Genetics, Nutrition and Health in Washington, in einer aktuellen Veröffentlichung hin. Dabei ist neben der Fettmenge insbesondere die Fettqualität gemeint. Die meist zu hohe Zufuhr an Arachidonsäure – einer Fettsäure, die reich in Fleisch vorkommt – sollte verringert, dafür die Aufnahme von Omega-3-Fettsäuren aus Fisch erhöht werden. Auch Omega-6-Fettsäuren, z. B. aus Sonnenblumen-, Distel-, Soja- und Maiskeimöl, sollten zugunsten von Omega-3-Fettsäuren aus Raps-, Lein- und Walnussöl reduziert werden. Gerade bei Sportlern sind Omega-3-Fettsäuren wichtig, denn sie können u.a. entzündliche Reaktionen in Muskeln und Gelenken vorbeugen. Leistungssportlern empfiehlt Simopoulos eine hohe Zufuhr von täglich 1 bis 2 g EPA/DHA. Prof. Aloys Berg, Leiter der Abteilung Rehabilitative und Präventive Sportmedizin an der Medizinischen Universitätsklinik in Freiburg, empfiehlt für Breitensportler mindestens 0,3 g EPA/DHA pro Tag (EPA und DHA sind langkettige und biologisch wirksame Omega-3-Fettsäuren aus Fisch und Meeresalgen).

Bei welchen Erkrankungen können Omega-3-Fettsäuren EPA/DHA helfen?

Herz-Kreislauferkrankungen sowie deren Risikofaktoren

- Fettstoffwechselstörungen (insbesondere mit erhöhten Triglyzeridwerten im Blut)
- Bluthochdruck
- Arteriosklerose

Chronisch entzündliche Erkrankungen

- Rheuma (rheumatoide Arthritis)
- Schuppenflechte (Psoriasis)
- Neurodermitis
- Entzündliche Darmerkrankungen (Colitis ulcerose, Morbus Crohn)

Mögliche weitere Erkrankungen

- ADHS (Aufmerksamkeitsdefizit- und Hyperaktivitätsstörung)
- Depressionen
- Allergien
- Krebs (Dickdarm, Prostata)
- Demenzerkrankung vom Typ Morbus Alzheimer
- Osteoporose

Die Versorgungslage mit EPA/DHA in Deutschland

6

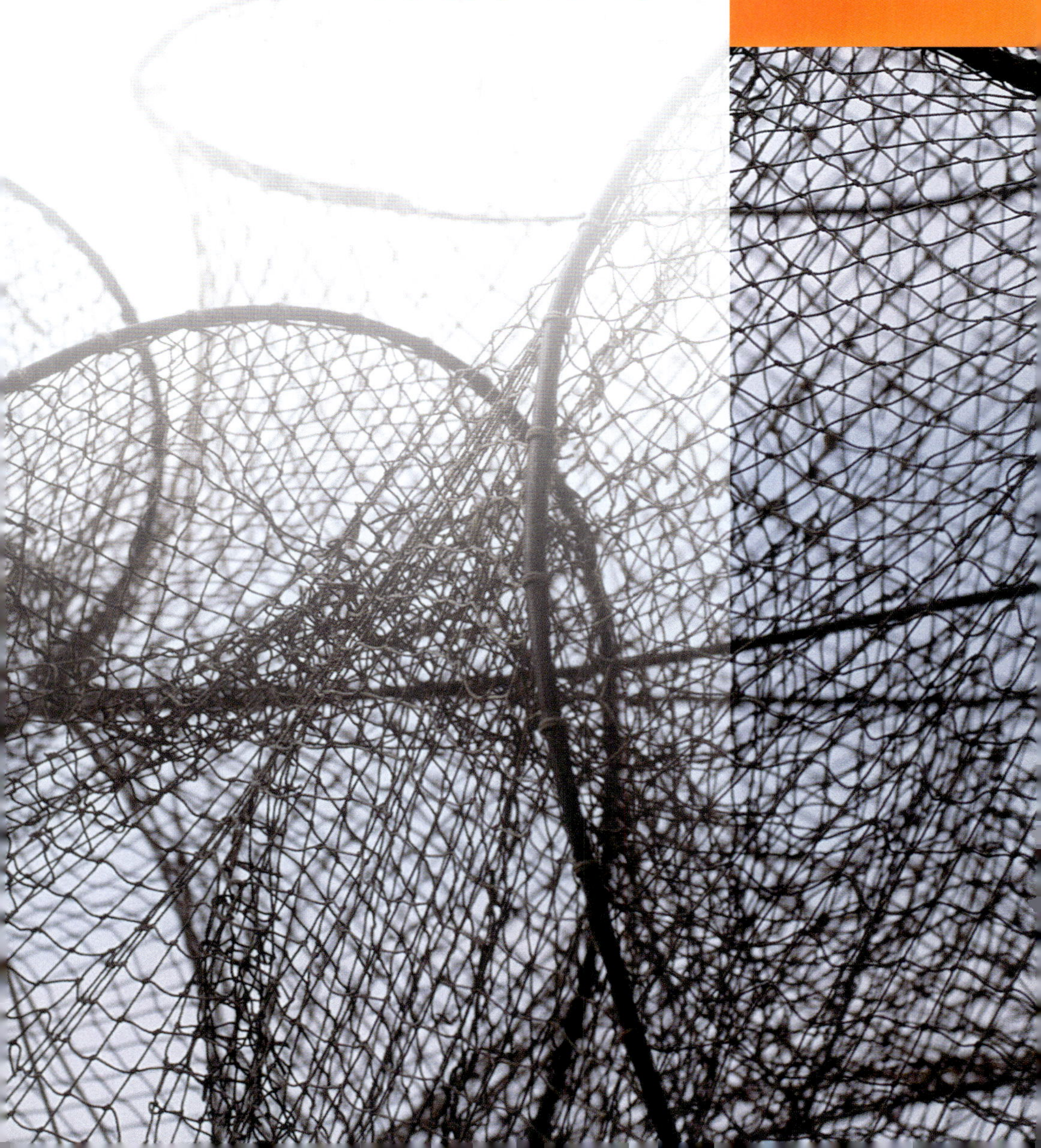

Deutschland dürfte mittlerweile die USA, wo laut Professor Penny Kris-Etherton (2000) die Aufnahme bei 100 bis 200 Milligramm EPA/DHA pro Tag liegt, überholt haben. Tatsächlich hat sich die Versorgungslage mit Omega-3-Fettsäuren hierzulande in den letzten Jahren gebessert. Während in der Vergangenheit durchschnittlich weniger als 100 Milligramm EPA/DHA pro Tag aufgenommen wurden, verzehren die Deutschen heute zirka 200 Milligramm EPA/DHA pro Tag im statistischen Durchschnitt. Obwohl sich damit die Zufuhr fast verdoppelt hat, ist die Menge gerade vor dem Hintergrund der vielen positiven Eigenschaften für Gesundheit und Lebensqualität immer noch recht knapp bemessen. Dies wird umso deutlicher, wenn man sich einmal die Zahlen des Ernährungsberichts 2004 der Deutschen Gesellschaft für Ernährung näher anschaut:

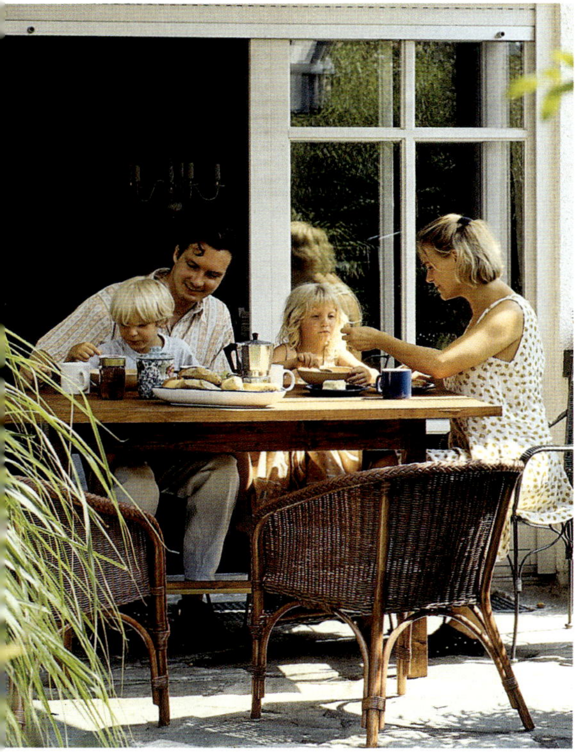

Ernährungsbericht DGE 2004

- Männer nehmen durchschnittlich zirka 250 Milligramm EPA/DHA pro Tag auf.
- Frauen nehmen durchschnittlich zirka 150 Milligramm EPA/DHA pro Tag auf.
- 16 Prozent der Bevölkerung verzehren keinen Fisch. Dieser Personenkreis nimmt pro Tag durchschnittlich 61 Milligramm EPA/DHA auf (zum Beispiel aus Geflügel und Eiern).
- Besonders gering ist die EPA/DHA-Aufnahme bei jungen Frauen. Dies ist vor allem vor dem Hintergrund der Bedeutung von Omega-3-EPA/DHA in der Schwangerschaft als ungünstig anzusehen.

Dabei darf nicht vergessen werden, dass es sich um statistische Durchschnittszahlen handelt. Letztlich ist die Gesundheit jedoch eine ganz persönliche und individuelle Angelegenheit.

Viele Menschen mit erhöhter Risikokonstellation für die bereits beschriebenen Gesundheitsprobleme und Stoffwechselstörungen profitieren zudem von einer erhöhten Omega-3-Zufuhr. Wie im Kapitel „Herz-Kreislauf" aufgezeigt, gilt bei Omega-3 durchaus: „Lieber etwas mehr als immer zu wenig!"

Dass es auch anders geht, zeigen uns unsere französischen Nachbarn. Eine Studie von Dr. Pierre Astorg aus Frankreich im Jahr 2004 zur Aufnahme von Omega-3-Fettsäuren (EPA/DHA) hat dort ein ganz anderes Bild ergeben. Es werden durchschnittlich etwa doppelt so viele der wertvollen marinen Omega-3-Fettsäuren aufgenommen wie hierzulande – natürlich im Rahmen der mediterranen Ernährung, die zusätzliche Gesundheitsvorteile bringt. Franzosen nehmen im Schnitt fast doppelt so viele marine Omega-3-Fettsäuren auf wie deutsche Männer (423 Milligramm EPA/DHA). Bei den Frauen ist der Unterschied sogar noch deutlicher. Französinnen nehmen zwei- bis dreimal soviel EPA/DHA auf wie deutsche Frauen (344 Milligramm EPA/DHA).

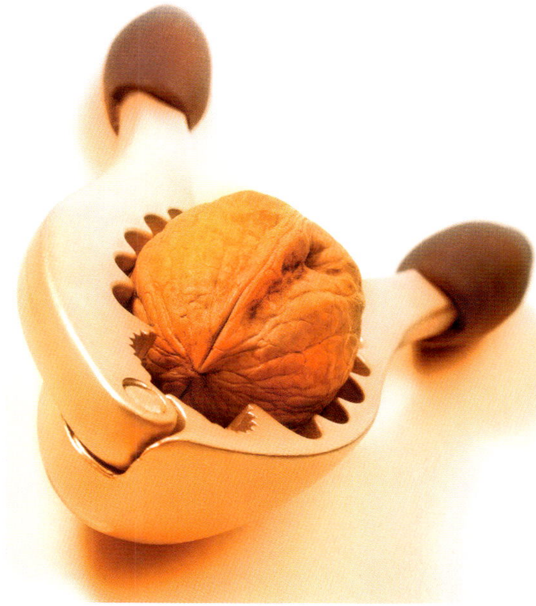

Knappe Versorgung mit Omega-3-Fettsäuren

Vegetarier und insbesondere Veganer, die neben Fleisch, Eiern, Milch und Milchprodukten auch auf Fisch verzichten, sind eine Risikogruppe für eine Unterversorgung mit den langkettigen Omega-3-Fettsäuren EPA/DHA. So finden sich bei Veganern und auch bei Laktovegetariern, die zwar Milch und Milchprodukte essen, häufig niedrige Gewebsspiegel von EPA/DHA. Die Aufnahme von Omega-3 in Form der alpha-Linolensäure aus pflanzlichen Quellen, die aber nur sehr eingeschränkt in der Nahrung vorkommen, wie in Rapsöl, Leinsamen bzw. Leinöl und Walnüsse bzw. Walnussöl, ist ebenfalls relativ niedrig. Hinzu kommt, dass die Umwandlung von alpha-Linolensäure in EPA/DHA nur sehr langsam und in geringem Maße erfolgt.

Eine günstige Alternative zur Verbesserung der Omega-3-Versorgung bei Vegetariern ist daher die Algen-DHA in Form von Kapseln oder damit angereicherte Lebensmittel wie zum Beispiel Pflanzenmargarine aus dem Reformhaus. Mittlerweile akzeptieren jedoch Vegetarier, zum Teil auch aus Kenntnis der großen Bedeutung von Omega-3 für ihre Gesundheit, die Einbeziehung von ein bis zwei Meeresfischmahlzeiten in ihrem wöchentlichen Speiseplan.

Wie viel Omega-3?

Schaut man sich die offiziellen D-A-CH-Referenzwerte für die Nährstoffzufuhr an, also die gemeinsame Empfehlung der deutschen (**D**), österreichischen (**A**) und schweizerischen (**CH**) Ernährungsgesellschaften, so findet man keine spezifischen Angaben für die direkte Aufnahme von EPA (Eicosapentaensäure) und DHA (Docosahexaensäure). Vielmehr wird empfohlen, dass Kinder ab vier Jahren sowie Jugendliche und Erwachsene bis hin zu Senioren 2,5 Prozent der täglichen Energie in Form von Omega-6 und 0,5 Prozent der täglichen Energie in Form von Omega-3-Fettsäuren aufnehmen sollten. Bezogen auf Linolsäure (Omega-6) bedeutet dies: Bei einem täglichen Energieumsatz von 2000 Kilokalorien sollen 5,5 Gramm dieser mehrfach ungesättigten Fettsäure und für alpha-Linolensäure (Omega-3) gut ein Gramm dieser ebenfalls mehrfach ungesättigten Fettsäure aufzunehmen. Dies entspricht einem (gewünschten) Omega-6- zu Omega-3-Verhältnis von 5:1.

Wegen der geringeren biologischen Wirkung, gemessen an der Eicosanoidsynthese aufgrund der stark eingeschränkten Umwandlung von alpha-Linolensäure in EPA, empfiehlt der Arbeitskreis Omega-3 in Übereinstimmung mit anderen Fachgremien aber die direkte Aufnahme von mindestens 0,3 Gramm EPA/DHA. Das sollte in Form von zwei Kaltwasserfischmahlzeiten in der Woche und/oder in Form von Nahrungsergänzungsmitteln (z. B. Kapseln mit Fischöl oder DHA-Algenöl) oder entsprechend mit Fischöl oder Algen-DHA angereicherter Lebensmittel (z. B. Brot, Eier, Margarine) geschehen.

Beim gezielten diätetisch-therapeutischen Einsatz werden in Abstimmung mit dem Arzt jedoch höhere EPA/DHA-

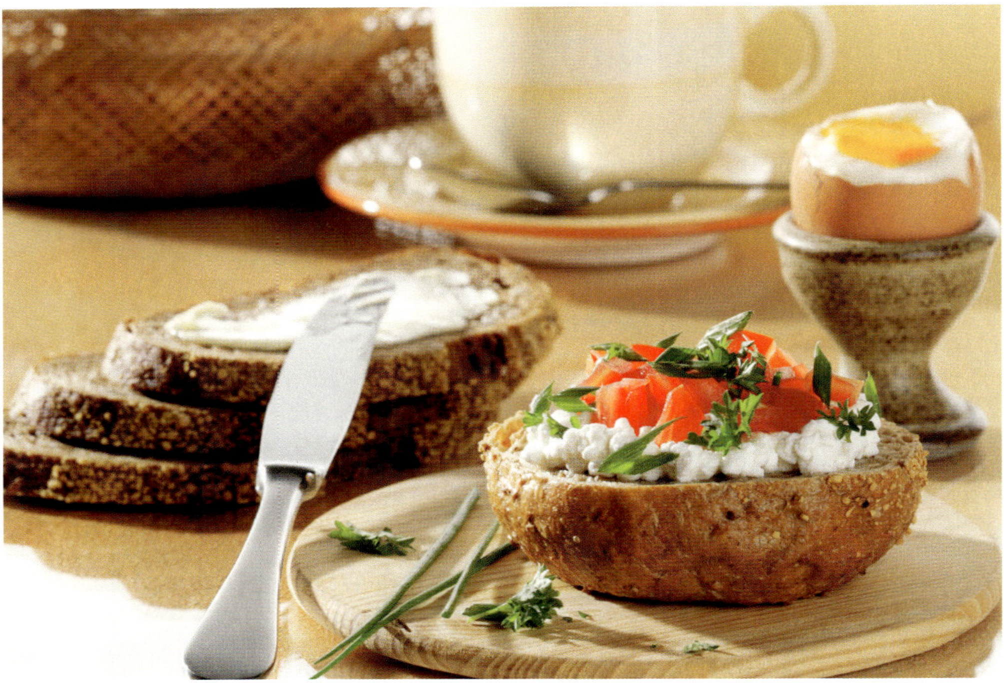

Mengen empfohlen, das heißt mindestens ein bis zu mehreren Gramm pro Tag. Die Zufuhr an langkettigen Omega-3-Fettsäuren (EPA/DHA) sollte jedoch ohne Rücksprache mit dem Arzt drei Gramm pro Tag nicht überschreiten.

Das gemischte Versorgungskonzept: Fisch ist nicht gleich Fisch!

Omega-3-Fettsäuren werden in die Membranen von Zellen eingebaut und machen diese dadurch flexibler. Die Zellmembranen von Lebewesen in sehr kalten Gewässern müssen sehr flexibel sein, sonst könnten diese dort nicht existieren. Entsprechend reich an Omega-3-Fettsäuren sind sowohl pflanzliche Kleinstlebewesen (Phytoplankton) in arktischen Gewässern als auch Fische, die sich von ihnen ernähren.

Ausgesprochen gute Quellen für EPA und DHA – die beiden aktiven Omega-3-Fettsäuren – sind daher fettreiche Meeresfische. Mit ein bis zwei Portionen Makrele, Hering, Thunfisch, Lachs oder Sardine pro Woche lässt sich die empfohlene Zufuhrmenge von täglich mindestens 300 Milligramm EPA/DHA (= 0,3 Gramm) erreichen. Schwerer fällt dies dagegen mit einer schmackhaften Forelle oder einer delikaten Seezunge, die wie folgende Tabelle zeigt, deutlich weniger zur Omega-3-Versorgung beisteuern.

Die Gehalte an Omega-3-Fettsäuren sind unter anderem abhängig davon, wo der Fisch gefangen wurde, deshalb finden sich in der Literatur unterschiedliche Angaben. Fische, die im Nordatlantik gefangen werden (kältere Wassertemperaturen) enthalten daher mehr Fett und Omega-3-Fettsäuren als Fische aus der Ostsee oder aus tropischen Gewässern!

	EPA (Gramm)	DHA (Gramm)	Gesamtgehalt (Gramm)	Arachidonsäure (Milligramm)
Fettreiche Fische (100 Gramm)				
Makrele	0,9	1,6	2,5	170
Hering	1,0	0,7	1,7	40
Thunfisch	0,4	1,2	1,6	240
Lachs	0,6	0,8	1,4	190
Fettarme Fische (100 Gramm)				
Kabeljau (Dorsch)	0,1	0,2	0,3	20
Flunder	0,1	0,1	0,2	10
Forelle	0,15	0,44	0,6	30
Seezunge	0,03	0,16	0,19	20
Schellfisch	0,1	0,1	0,2	20

Gerade wenn es um die gezielte diätetische Unterstützung der Omega-3-Versorgung bei Erkrankungen wie Rheuma geht, zeigt sich, dass es dem Verbraucher sehr schwer fallen dürfte eine entsprechend EPA-reiche Ernährung umzusetzen, ohne sich dadurch bedingt wiederum einseitig zu ernähren.

Bei einer purinarmen Ernährung beispielsweise, die als unterstützende diätetische Maßnahme bei Gicht empfohlen wird, ist zu berücksichtigen, dass eine Portion (ca. 200 Gramm) Lachs, Hering oder Makrele Harnsäure in einer Größenordnung von 200 bis 400 Milligramm liefern können.

Bei einer arachidonsäurearmen Ernährung, die sich als unterstützende diätetische Maßnahme bei entzündlichen rheumatischen Erkrankungen auszeichnet, sollte man arachidonsäurearme Fische bevorzugen.

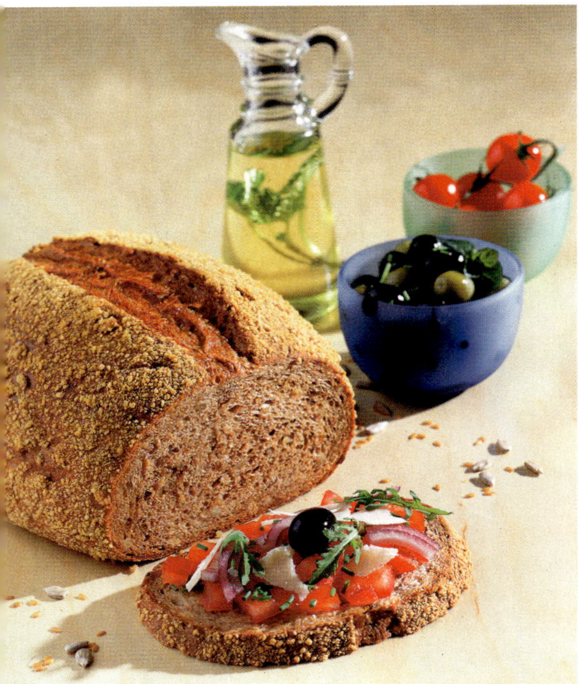

Allgemeine Tipps zur Aufnahme von EPA und DHA

Bevorzugen Sie qualitativ hochwertige Fischprodukte mit hohem Gehalt an EPA und DHA. Kommt es aus diätischer und/oder therapeutischer Sicht darauf an, immer eine gleich hohe Menge an langkettigen Omega-3-Fettsäuren aufzunehmen oder bestimmte Inhaltsstoffe zu meiden – wie z. B. Arachidonsäure bei Rheuma oder Harnsäure bei Gicht –, bieten sich qualitativ hochwertige Kapselprodukte an. Worauf man hierbei achten soll, steht auf S. 80.

Mit Omega-3-Fettsäuren angereicherte Lebensmittel sind eine gute Möglichkeit, mehr Omega-3 in den normalen Speiseplan einzubauen, wenn man einmal keine Lust auf Fisch hat. Ein weiterer Pluspunkt: Gewohnheitsmäßig wird so die Omega-3- Versorgung auf ein höheres Niveau angehoben. Mit Omega-3 angereicherte Lebensmittel sind beispielsweise Omega-3-Brot, Omega-3-reiche Margarine aus dem Reformhaus oder mit DHA angereicherte Eier. Letztlich bietet sich in Abhängigkeit von der jeweiligen Lebenssituation auch ein Mischkonzept an, das aus Fisch, angereicherten Lebensmitteln und Kapselprodukten besteht.

Was ist bei Fischkonserven zu beachten?

Fischkonserven sind eine praktische und preiswerte Alternative zu frischem Fisch. Als Folge der aufwändigen Verarbeitung können sie aber deutlich weniger EPA

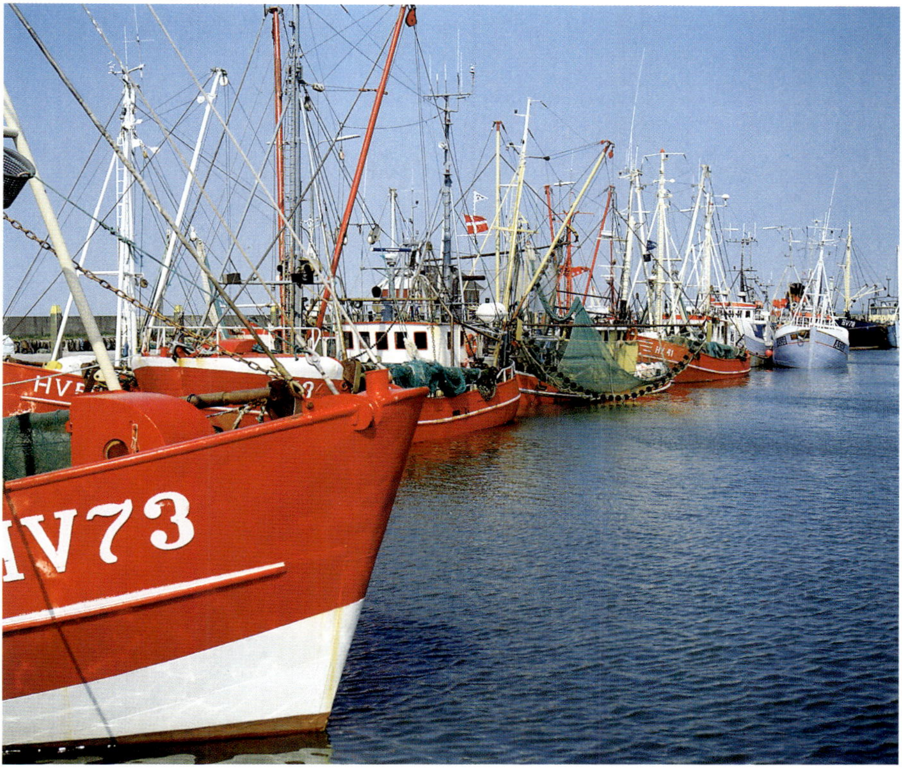

und DHA als frische Ware enthalten. So wurde beispielsweise der Gehalt an Omega-3-Fettsäuren in frischem Thunfisch pro 100 Gramm mit 1,5 Gramm gemessen. In der Dose wurde dagegen nur noch 0,3 Gramm festgestellt (test 8/2005).

Überfischung

Noch sind die Bestände dieser Fische – insbesondere die des Herings – nicht überfischt. Lachs stammt häufig aus Zuchten, der Gehalt an Omega-3-Fettsäuren ist bei diesen Tieren ein wenig niedriger als der von Wildlachsen. Wie ein Test der Stiftung Warentest ergeben hat, steht der Zuchtlachs dem Wildlachs jedoch im Hinblick auf Qualität (Rückstände) nicht nach – im Gegenteil, er kann ihn sogar übertreffen.

Schadstoffbelastung von Fischen?

Infolge der Verunreinigung der Binnengewässer und Meere ist Fisch mehr oder weniger mit Quecksilber belastet. Ein Teil des Quecksilbers liegt in leicht placentagängiger Form vor, d. h. es kann über die Mutter direkt in den Organismus des Kindes gelangen und eventuell Entwicklungsschäden verursachen. Schwangere und Stillende sollten daher vorsorglich den Verzehr bestimmter

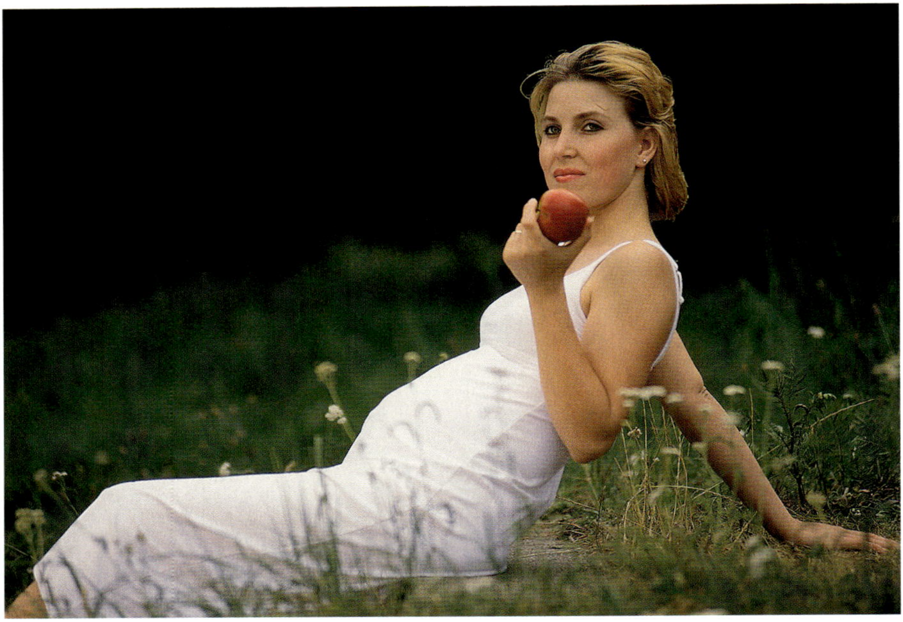

Fischarten einschränken. Im Hinblick auf die mögliche Schadstoffbelastung sollten insbesondere große Seefische wie Thunfisch, Rotbarsch, Steinbeißer, Bonito und Haifisch nur in geringen Mengen und nicht regelmäßig verzehrt werden. Bei Beachtung dieser Empfehlungen ist Fisch auch in der Schwangerschaft ein wichtiges Lebensmittel im Hinblick auf die Versorgung mit Omega-3-Fettsäuren sowie der Spurenelemente Jod und Selen. Dennoch muss die Empfehlung, wöchentlich mindestens zwei Fischmahlzeiten zu verzehren, differenziert betrachtet werden. So empfiehlt die englische Food Standards Agency (FSA) eine Abwägung von gesundheitlichen Vorteilen, aber auch evtl. Risiken für Schwangere und Frauen im gebärfähigen Alter.

Da vor allem fetter Fisch Schadstoffe angereichert haben kann, sollten schwangere Frauen sowie Frauen im gebärfähigen Alter auch nur ein- bis zweimal wöchentlich fetten Seefisch essen, um das Risiko einer Schädigung des ungeborenen Kindes zu verringern.

Das Bundesinstitut für Risikobewertung empfiehlt Schwangeren zudem aus hygienischen Gründen auf rohen Fisch und Fischprodukte wie Sushi, Sashimi und kaltgeräucherte Fischwaren zu verzichten, wenn nicht sicher von der Verwendung erstklassiger Ware ausgegangen werden kann.

Achten Sie also darauf, bestimmte Fischarten zu meiden. Der Fisch, den Sie dann zu sich nehmen, sollte gut durchgegart, gebraten oder gekocht und von ausgewählter Qualität sein. Geeignet sind auch Fischkonserven oder pasteurisierte Fischprodukte.

Fische, deren Verzehr während Schwangerschaft und Stillzeit eingeschränkt werden sollten:

- Echter Aal
- Barsch
- Blauleng
- Falscher Bonito
- Pazifischer Fächerfisch
- Haarschwänze
- Haifische
- Hecht
- Heilbutt
- Einfarbiger Pelamide
- Rochen
- Rotbarsch
- Schwertfisch
- Seeteufel
- Langschwänziger Speerfisch
- Steinbeißer
- Gemeiner Stör
- Thunfisch

Nahrungsergänzung mit Omega-3

Fische können, wie bereits dargestellt, schädliche Umweltbelastungen aufweisen, die jedoch bei hochwertigen Fischölkapseln aufgrund moderner Herstellungsverfahren ausgeschlossen werden können. Auch bei Kapseln mit DHA aus speziellen Meeresalgen ist keine Belastung gegeben.

Verschiedene Fischarten haben in Abhängigkeit von Fangort und Fangzeit einen schwankenden Fettgehalt und folglich auch einen schwankenden Gehalt an Omega-3-Fettsäuren. Nahrungsergänzungsmittel mit langkettigen Omega-3-Fettsäuren haben gegenüber Fisch den Vorteil, dass ihr Gehalt an Omega-3-Fettsäuren standardisiert, das heißt stets gleich hoch ist. Mit ihrer Einnahme können daher höhere diätetisch-präventive Zufuhrempfehlungen erreicht werden. Das gilt insbesondere zur gezielten diätetischen Versorgung in der Schwangerschaft. Auch bei individuellen und situativen Bedingungen wie häufiger Reisetätigkeit, Außer-Haus-Verpflegung, reduzierter Energie- und Lebensmittelaufnahme bei Reduktionskost und im höheren Lebensalter sowie bei höherer gezielter Zufuhr (z. B. bei vorhandenen Risikofaktoren für Herz-Kreislauferkrankungen) kann einer optimalen Versorgung mit Kapseln unter Umständen besser entsprochen werden.

Die Einnahme von Fischölkapseln kann manchmal vom Auftreten eines Fischgeschmacks beim Aufstoßen begleitet sein. Das lässt sich weitgehend vermeiden, wenn man sie kurz vor oder während des Essens einnimmt und reichlich Flüssigkeit dazu trinkt. Ein Manko von Fischölkapseln ist, dass sie im Gegensatz zum Fisch normalerweise

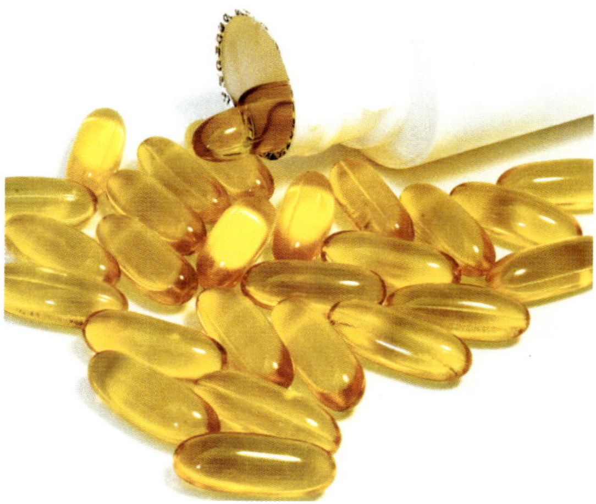

kein Jod enthalten. Fischölkapseln enthalten in der Regel auch kein Fischeiweiß – was wiederum ein Vorteil für Fischallergiker darstellt. Für Menschen, die auf eine purinarme Ernährung bei beispielsweise Gicht achten müssen, ist interessant, dass die meisten Kapseln keine nennenswerten Mengen an Harnsäure bzw. Purinen enthalten.

Worauf sollte man bei der Auswahl von Kapseln mit Omega-3-Fettsäuren achten?

Kapseln ermöglichen eine täglich gleich bleibende Aufnahme an Omega-3-Fettsäuren. Sie enthalten Öl, das aus Fisch oder Mikroalgen gewonnen wird. Es bestehen jedoch zum Teil deutliche Unterschiede in der Zusammensetzung der verschiedenen in Supermärkten, Drogerien und Apotheken angebotenen Fischölprodukte. Wichtig bei der Auswahl eines geeigneten Produkts ist der Gehalt an EPA und DHA pro Kapsel. Daher sollten Sie auf jeden Fall darauf achten, dass der Gehalt an EPA und DHA genau angeben ist – die Gehalte im Öl können nämlich schwanken. Lassen sie sich daher nicht von großen Ölmengen täuschen. Entscheidend für die Wirksamkeit ist der Gehalt an EPA und DHA im Öl! Üblich ist eine Angabe in Prozent, noch verbraucherfreundlicher ist es jedoch, wenn der Gehalt gleich in Milligramm pro Kapsel aufgeführt ist. Auch bei der Rohstoffqualität können Unterschiede bestehen. Fische können, wie bereits erwähnt, schädliche Umweltbelastungen aufweisen.

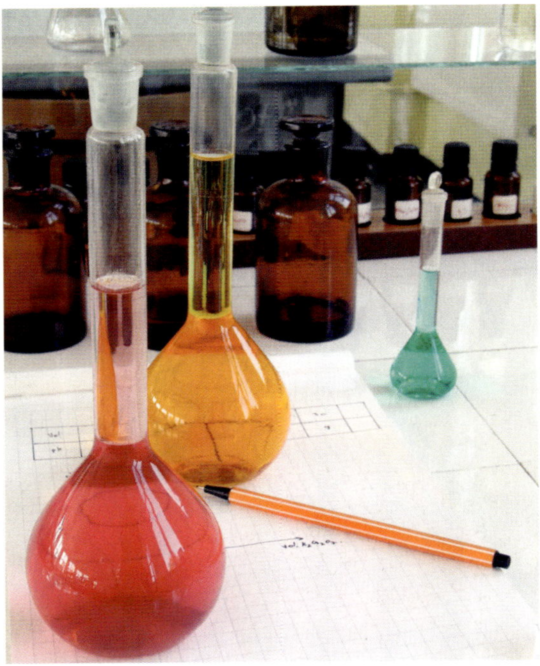

Besonders wichtig – die Rohstoffqualität

Ein Vorzug der Kapselprodukte ist, dass eventuell schädliche Substanzen wie zum Beispiel Schwermetalle, Umweltgifte, Dioxine durch spezielle Verarbeitungsschritte (Raffinat-Herstellung) bei der Fischölherstellung abgetrennt werden können. So sollten sie bei den im Handel erhältlichen Produkten unterhalb der Nachweisgrenze liegen.

Wie eine Untersuchung der Stiftung Warentest ergeben hat, gibt es jedoch auch hier Unterschiede in der Qualität. So wurde bei einem Hersteller ein vergleichsweise erhöhter Gehalt an Benzo(a)pyren festgestellt (test 08/2005). Greifen Sie daher auf qualitativ hochwertige Produkte zurück. Verantwortungsvolle Hersteller beantworten auch gern und ausführlich Fragen zu der Qualität ihrer Produkte.

Nur mit Vitamin E!

Da die Omega-3-Fettsäuren – wie alle mehrfach ungesättigten Fettsäuren – durch den Einfluss von Luftsauerstoff und Licht schnell ranzig werden, also verderben, wird das Öl in eine Kapsel aus beispielsweise Gelatine „verpackt". Einige Hersteller setzen zusätzlich noch Vitamin E zu, da es der Oxidation durch Sauerstoff entgegenwirkt und so das Öl schützt.

Produkte mit einem Zusatz an Vitamin E sollten auch deshalb bevorzugt werden, weil sich mit einer erhöhten Aufnahme an Omega-3-Fettsäuren auch der Bedarf an diesem Vitamin erhöht. Nehmen Sie daher nur Kapseln ein, die Vitamin E enthalten.

Angereicherte Lebensmittel (Functional Food)

Es gibt Omega-3-Brot und -Brötchen, Omega-3-Margarine und -öl und mit Omega-3-DHA angereicherte Eier sowie einige Produkte mehr. Hier sind Omega-3-Fettsäuren eingearbeitet bzw. über die Fütterung ins Produkt gebracht, um es einem jeden leichter zu machen, ausreichende Mengen davon zu sich zu nehmen. Nicht jeder isst gerne Fisch oder schafft es, zwei mal in der Woche Fisch zu essen: Mit Omega-3-Produkten gibt es für jeden eine Alternative. Bei allen Produkten, die vom Arbeitskreis Omega-3 empfohlen werden, ist sichergestellt, dass sie ausreichende Mengen an Omega-3 aktiv EPA/DHA enthalten und die Qualität stimmt. Qualität heißt auch, dass die Hersteller bei ihren Produkten sorgfältig darauf achten, dass bei Zusatz von DHA/EPA keinerlei Geschmacksveränderungen auftreten.

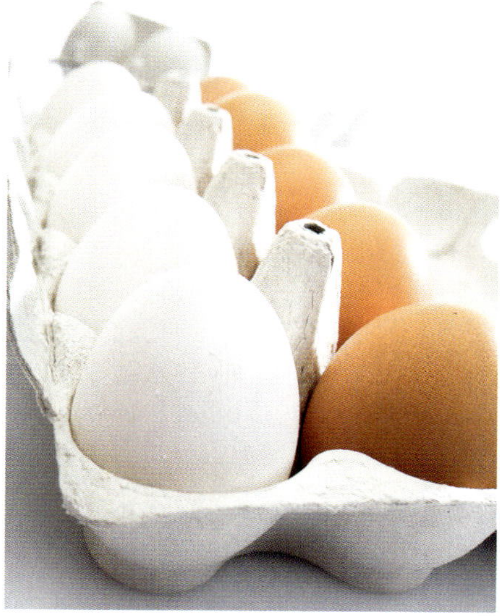

Es gibt mittlerweile eine Reihe von Lebensmitteln, die mit Omega-3-Fettsäuren angereichert sind, darunter:

- Omega-3-Brot und -Brötchen
- Omega-3-Pflanzenmargarine
- mit Omega-3-DHA angereicherte Eier

Erkundigen Sie sich in Ihrem Lebensmittelmarkt, Reformhaus oder beim Arbeitskreis Omega-3 e. V. nach geeigneten Produkten.

Gleichzeitig sollten Öle bzw. Fette mit einem günstigen Verhältnis von Omega-3- zu Omega-6-Fettsäuren bevorzugt werden. Strenge Vegetarier, die weder Fisch noch Fischöl zu sich nehmen möchten, sollten Raps-, Lein- und Walnussöl bevorzugen. Für sie geeignet ist auch Omega-3-Pflanzenmargarine, die mit DHA aus Meeresalgen angereichert ist, sowie Kapseln mit DHA-Algenöl.

Fazit: Wer „Omega-3-bewusst" essen möchte, kann zweimal wöchentlich Fisch essen oder Kapseln mit Fischöl bzw. DHA-Algenöl einnehmen, findet aber auch in den Lebensmittelregalen eine Reihe von Produkten, die mit Omega-3-Fettsäuren (EPA/DHA) angereichert sind. Ihre Vorteile: Sie bringen Abwechslung für alle, die nicht so oft Fisch essen möchten oder können, und sie bieten Alternativen für diejenigen, die keinen Fisch mögen oder vertragen. Achten Sie bei Produkten auf das Signet des Arbeitskreises Omega-3 e. V. auf der Packung!

Raps-, Soja- und Leinöl sowie Leinsamen und Walnüsse – weitere pflanzliche Quellen für Omega-3

Die bisher besprochenen aktivsten Omega-3-Fettsäuren DHA (Docosahexaensäure) und EPA (Eicosapentaensäure) kommen nicht in den in unserer Ernährung üblichen pflanzlichen Lebensmitteln vor. Hier findet sich eine weitere Omega-3-Fettsäure, die alpha-Linolensäure. Sie ist besonders in Raps-, Soja- und Leinöl sowie in Leinsamen, Walnüssen und entsprechend in Walnussöl vorhanden. Prinzipiell kann unser Körper alpha-Linolensäure in EPA und DHA umwandeln, tut dies aber nur in geringem Maß und zwar umso weniger, desto mehr Omega-6-Fettsäuren (Linolsäure) die Nahrung enthält. Leider sind die meisten Pflanzenöle, wie z. B. Sonnenblumen- und Distelöl reich an Omega-6-Fettsäuren und ungeeignet, das erwünschte Verhältnis von Omega-3- zu Omega-6-Fettsäuren einzustellen. Deshalb sind die genannten Pflanzenöle keine sichere Alternative für eine ausreichende Versorgung mit EPA und DHA, sondern stellen eher eine Ergänzung dar.

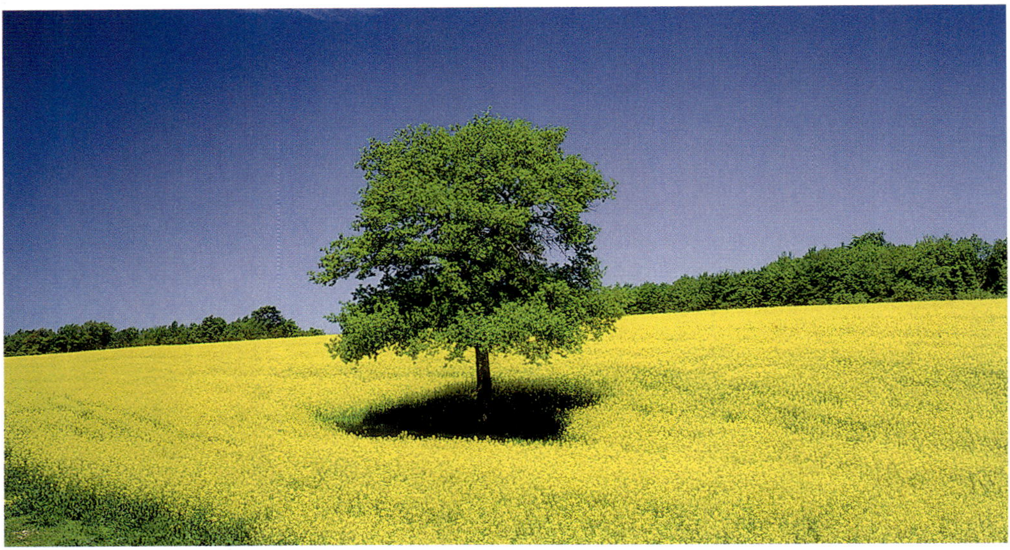

7

Die häufigsten Fragen zu Omega-3

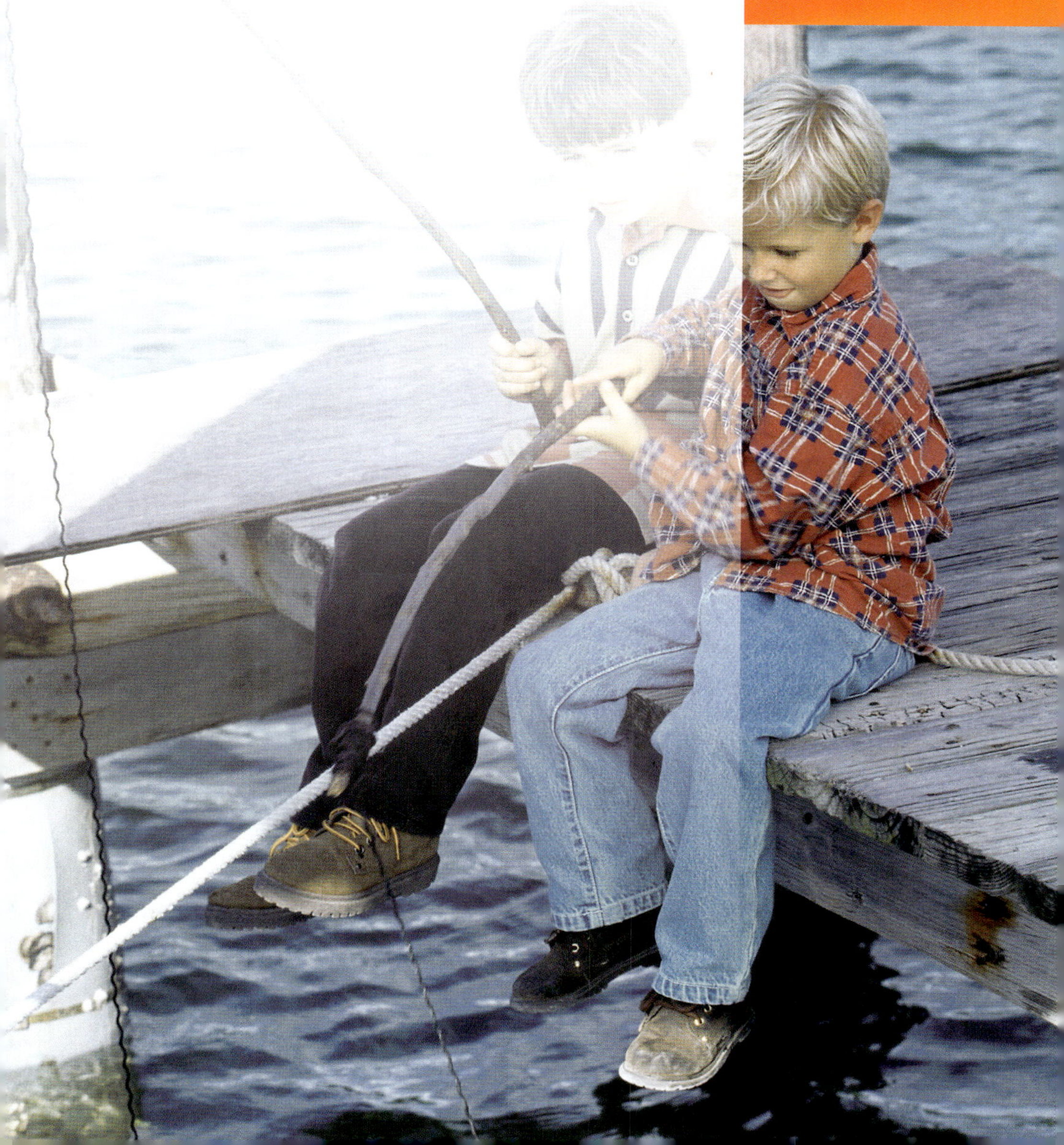

In den vorangegangenen Kapiteln haben Sie bereits sehr viel darüber erfahren, was Omega-3-Fettsäuren sind, welche Bedeutung speziell die biologisch besonders aktiven Vertreter EPA und DHA haben, wer alles von Omega-3-Fettsäuren profitieren kann und wie es mit der Versorgungssituation hinsichtlich dieser wertvollen Gesundheitsschützer marinen Ursprungs aussieht.

In der Ernährungsberatung werden darüber hinaus eine Fülle von Einzelfragen gestellt, die die Qualität der Rohstoffe bis hin zu konkreten angereicherten Lebensmitteln und Nahrungsergänzungsmitteln betreffen. Wir haben die wichtigsten Fragen für Sie ausgewählt und möchten Ihnen im Folgenden die Antworten darauf vorstellen.

Wie kommen die Omega-3-Fettsäuren eigentlich in den Fisch?

Die eigentliche Quelle für die langkettigen Omega-3-Fettsäuren EPA und DHA sind spezifische Mikroalgen, die von den Fischen über die Nahrungskette aufgenommen werden. Insbesondere Plankton in arktischen Gewässern ist reich an Omega-3-Fettsäuren. Und das ist für die Kaltwasserfische wichtig, denn sie können in den sehr kalten Gewässern nur deshalb überleben, weil Omega-3-Fettsäuren in die Zellmembranen eingebaut werden und diese dadurch auch bei den geringen Temperaturen flexibel bleiben. Entsprechend weniger Omega-3-Fettsäuren findet man in Fischen, die in Meeren wärmerer Regionen oder in Flüssen und Seen leben.

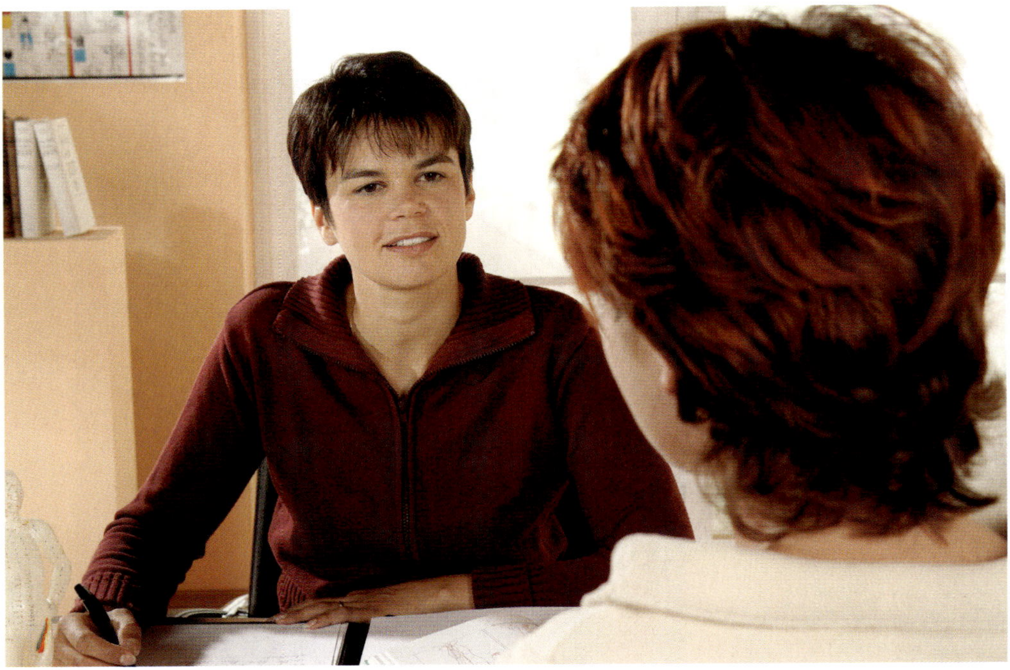

Warum empfehlen Sie nur fettreiche Kaltwasserfische? Die fettarmen Fische wie Forelle und Seelachs sind doch ernährungsphysiologisch viel wertvoller.

Vor allem Fische, die in kalten/arktischen Gewässern leben, enthalten reichlich Omega-3-Fettsäuren. Und: Je fetter ein Fisch ist, desto mehr enthält er. Seelachs und Forelle leben zum einen in wärmeren Gewässern und brauchen weniger „Schutz" durch Omega-3-Fettsäuren, deshalb enthalten sie nur geringe Mengen. Zum anderen zählen sie zu den Magerfischen, das heißt auch dies reduziert nochmals den ohnehin niedrigen Gehalt an Omega-3-Fettsäuren.

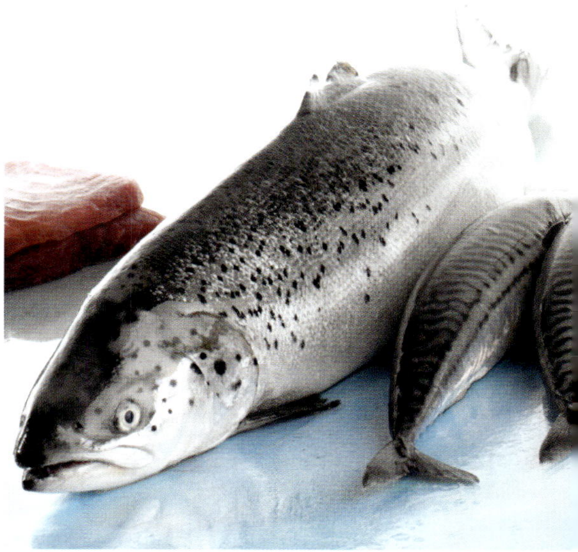

Sie empfehlen, vermehrt Fisch zu essen. Ist das bei den schwindenden Fischbeständen nicht kontraproduktiv?

Noch sind die Bestände dieser Fische – insbesondere die des Herings – nicht überfischt. Lachs stammt häufig aus Zuchten und speziellen Fischfarmen, auch wenn bei diesen Tieren der Gehalt an Omega-3-Fettsäuren ein wenig niedriger ist als der von Wildlachsen.

Teilweise stammt die DHA (Docosahexaensäure) aus speziellen Meeresalgen (siehe Zutatenliste auf der Produktpackung). Mittlerweile gibt es auch Kapseln und angereicherte Lebensmittel mit DHA aus Algenöl.

Wie beurteilen Sie Lebertran als Quelle für Omega-3-Fettsäuren?

Lebertran ist als Quelle für Omega-3-Fettsäuren nicht gut geeignet, da er aus der Leber von Fischen gewonnen wird und deshalb größere Mengen an den Vitaminen A und D enthält. Hier kann es durch regelmäßigen Verzehr in hoher Dosierung über eine längere Zeit hinweg zu Überdosierungen (Hypervitaminosen) und damit einhergehenden Gesundheitsschäden kommen. Für hohe Zufuhrmengen an Omega-3-Fettsäuren ist daher Lebertran nicht geeignet.

Fischöl, das zum Beispiel in Kapseln erhältlich ist, wird nicht aus der Fischleber, sondern aus dem Fisch gewonnen und hat dadurch eine erheblich andere Zusammensetzung.

Wie sieht es mit der Schwermetallbelastung von Fischöl aus?

Untersuchungen von als Arzneimittel oder als Nahrungsergänzung zugelassenen Fischölkapseln zeigten, dass die in Deutschland strengen Grenzwerte zum Beispiel für Schwermetalle und Pestizide weit unterschritten werden. Man kann daher unbesorgt Fischölkapseln einnehmen. Das gilt generell für alle vom Ar-

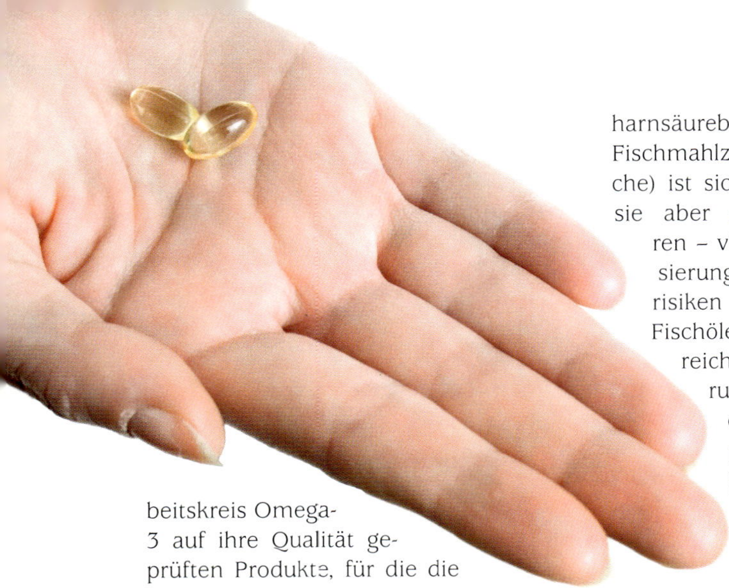

harnsäurebildenden Lebensmitteln. Eine Fischmahlzeit (zirka 150 Gramm pro Woche) ist sicherlich kein Problem. Wenn sie aber genügend Omega-3-Fettsäuren – vielleicht sogar in höherer Dosierung bei bestehenden Krankheitsrisiken einnehmen wollen, sind mit Fischölen oder DHA-Algenöl angereicherte Lebensmittel oder Nahrungsergänzungsmittel die geeignete Alternative, da sie purinfrei bzw. weitgehend purinfrei sind.

beitskreis Omega-3 auf ihre Qualität geprüften Produkte, für die die Hersteller regelmäßige Qualitätskontrollen durch unabhängige Institute vorlegen müssen.

Ich bin allergisch gegen Fisch. Kann ich trotzdem Fischölkapseln nehmen?

Fischölkapseln enthalten normalerweise kein Eiweiß, so dass sie für Fisch-Allergiker im Hinblick auf die Zufuhr an Omega-3-Fettsäuren eine echte Alternative zum Fischverzehr darstellen können. Das eventuelle Auftreten einer allergischen Reaktion – insbesondere bei hochallergisch reagierenden Personen – kann jedoch auch hier nicht vollkommen und für alle am Markt befindlichen Produkte ausgeschlossen werden; wenn das Risiko auch gering ist. Wir raten dazu, dass sich ein Allergiker beim betreuenden Arzt oder in der Apotheke informiert, bevor er Fischölkapseln einnimmt.

Ich muss eine purinarme Ernährung bei Gicht einhalten. Wie bekomme ich genug Omega-3?

Neben Fleisch und Innereien zählen auch Fische zu den purinreichen, das heißt

Über welchen Zeitraum sollen Omega-3-Fettsäuren aufgenommen werden?

Omega-3-Fettsäuren sind essenziell und müssen, um ihre physiologischen und gesundheitsfördernden Wirkungen zu entfalten, regelmäßig und in ausreichender Menge sowie lebenslang mit der Nahrung aufgenommen werden.

Wie gut sind Omega-3-Fettsäuren verträglich?

Hochwertige Omega-3-Konzentrate zeichnen sich durch eine gute Verträglichkeit und hohe Sicherheit aus. Auch in klinischen Langzeitstudien liegen bisher keine Anhaltspunkte für toxische (giftige) Effekte vor. Omega-3-Fettsäuren werden aus Kaltwasserfischen gewonnen und sind daher genau so nebenwirkungsfrei wie diese Nahrungsmittel.

Ich muss abnehmen. Sollte ich dann trotzdem einmal pro Woche fetten Seefisch essen?

Ja, aber es ist wichtig, dass Sie die Fettmenge aus dem Fisch bei Ihrer gesamten Fettzufuhr berücksichtigen. Essen Sie die Fischmahlzeiten nicht zusätzlich, sondern ersetzen Sie zum Beispiel eine Fleischmahlzeit durch Fisch oder Ihren Brotbelag aus Wurst oder Käse durch eine Fischkonserve. Vermeiden Sie aber panierte Fischgerichte. Ebenfalls gibt es mittlerweile eine Reihe von Lebensmitteln, die mit Omega-3-Fettsäuren angereichert sind wie zum Beispiel Omega-3-Brot und -Brötchen. Diese Produkte enthalten nur geringfügig mehr Fett als vergleichbare Produkte ohne Omega-3-Fettsäuren. Zusätzlich bietet sich die Möglichkeit, die Versorgung über die Einnahme von Kapseln mit Öl aus Fisch und Meeresalgen ohne zusätzliche Kalorienbelastung sicher zu stellen.

Wann sollten Omega-3-Präparate eingenommen werden?

Omega-3-Konzentrate sollten aufgrund ihrer Ölbasis zum Essen, am besten vor den Mahlzeiten eingenommen werden. Dadurch kann auch ein unerwünschtes Aufstoßen mit fischigem Geschmack vermieden werden.

Omega-3-Fettsäuren – auch wenn sie schon in die Membranen von Zellen in unserem Körper eingebaut sind – reagieren gern mit Sauerstoff und oxidieren, das heißt „verderben". Muss man nicht gleichzeitig mit mehr Omega-3-Fettsäuren auch mehr Vitamin E (als Antioxidanz) zu sich nehmen?

Ja. Mehrfach ungesättigte Fettsäuren – und damit auch die hoch ungesättigten Omega-3-Fettsäuren – reagieren schnell mit Sauerstoff und oxidieren. Daher muss man sie durch so genannte Antioxidanzien davor schützen. Wer also seine Zufuhr an Omega-3-Fettsäuren erhöht, braucht auch mehr Vitamin E.

Die deutschsprachigen Ernährungsgesellschaften geben als Faustregel an:

- pro Gramm alpha-Linolensäure 0,6 Milligramm Vitamin E,
- pro Gramm EPA ein Milligramm Vitamin E,
- pro Gramm DHA 1,2 Milligramm Vitamin E.

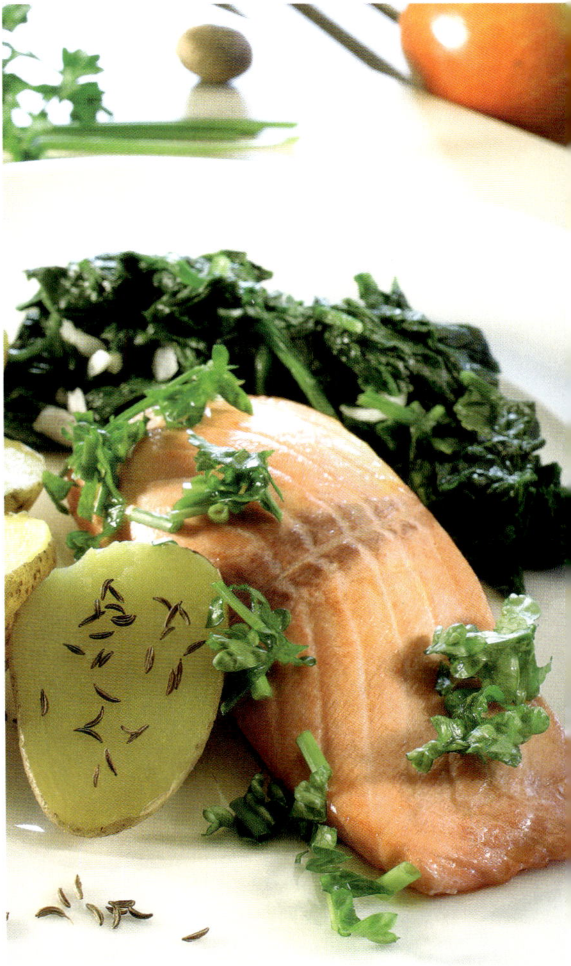

Auch bei Einnahme von Fischölkapseln muss man darauf achten und sollte Produkte auswählen, denen Vitamin E zugesetzt ist.

Worauf sollte man bei der Auswahl von Kapseln mit Omega-3-Fettsäuren achten?

Es bestehen zum Teil erhebliche Unterschiede in der Zusammensetzung der verschiedenen in Supermärkten, Drogerien und Apotheken angebotenen Fischölprodukte. Auch bei der Rohstoffqualität können Unterschiede bestehen. Es sollte daher auf qualitativ hochwertige Produkte mit ausgewiesenen EPA/DHA-Gehalt zurückgegriffen werden. Verantwortungsvolle Hersteller beantworten gern und ausführlich Fragen zu der Qualität ihrer Produkte.

Was ist bei der Einnahme von Medikamenten zu beachten?

Omega-3-Fettsäuren können bei höherer Dosierung von einem Gramm und mehr, die Wirkung von Blutfett und Blutdruck senkenden Medikamenten unterstützen. Dieses ist erwünscht und kann zur Dosisminderung der Arzneimittel führen. Darüber darf aber nur Ihr Arzt entscheiden.

Wegen der gerinnungshemmenden Wirkung von Fischölpräparaten sollten insbesondere Patienten, die andere gerinnungshemmende Mittel wie z. B. Marcumar® einnehmen, diese Kombination ebenfalls mit ihrem Arzt abstimmen, um gegebenenfalls die Arzneimitteldosis entsprechend anzupassen.

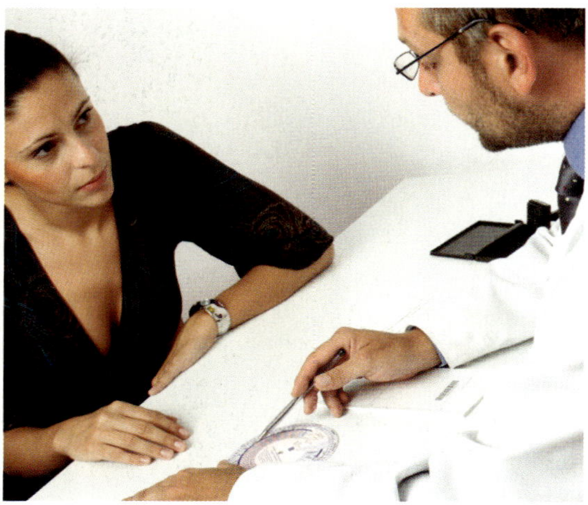

Gibt es etwas in unserem Essen, das die Wirksamkeit der Omega-3-Fettsäuren behindert?

Was die Wirksamkeit angeht, ist nicht bekannt, dass es einen direkten Gegenspieler (Antagonisten) der Omega-3-Fettsäuren gibt. Aber die allgemein zu hohe Zufuhr an Omega-6-Fettsäuren (Linolsäure) stellt ein Problem dar. Lange Zeit lautete die Empfehlung, cholesterinbewusst zu essen. Das Ziel war den Cholesterinspiegel zu senken und gesättigte Fette gegen Omega-6-Fettsäuren auszutauschen. Das aber ließ die ebenfalls lebenswichtigen Omega-3-Fettsäuren ins Hintertreffen geraten. Ursprünglich – als die Menschen noch als Jäger und Sammler unterwegs waren – lag das Verhältnis von Omega-6- zu Omega-3-Fettsäuren in der Ernährung vermutlich bei 2:1. Interessanterweise ist dies identisch mit dem Verhältnis, das man in Muttermilch findet. Heute hat sich das Verhältnis verschoben zu über 10:1. Fachgesellschaften empfehlen das Verhältnis von 5:1.

Das Zuviel an Omega-6-Fettsäuren behindert die Umwandlung der aus pflanzlichen Ölen (z. B. aus Raps, Leinsaat und Walnuss) stammenden alpha-Linolensäure in unserem Körper zu den biologisch aktiveren Omega-3-Fettsäuren EPA (Eicosapentaensäure) und DHA (Docosahexaensäure). Denn beide Fettsäuregruppen werden von demselben Enzym, der delta-6-Desaturase, umgewandelt. Das bedeutet: Bei reichlichem Angebot an Linolsäure kommt alpha-Linolensäure nur stark eingeschränkt zum Zug. Deshalb empfiehlt auch der Arbeitskreis Omega-3 die Zufuhr an Omega-6-Fettsäuren (Linolsäure) aus Sonnenblumen-, Distelöl und anderen Ölen zu Gunsten der Omega-3-Fettsäuren aus Raps-, Lein- und Walnussöl zu reduzieren. Wenn möglich, sollte man sie gleich als EPA und DHA aus Kaltwasserfischen, angereicherten Lebensmitteln und gegebenenfalls ergänzenden Kapseln mit Fischöl oder DHA-Algenöl zu sich nehmen. Aufgrund der derzeitigen Ernährungsgewohnheiten und der begrenzten Umwandlung von alpha-Linolensäure in EPA/DHA ist eine ausreichende Versorgung mit langkettigen Omega-3-Fettsäuren allein durch alpha-linolensäurereiche Pflanzenöle nicht möglich. Mit Omega-3-aktiv (EPA/DHA) sind Sie also in jedem Fall auf der sicheren Seite.

Sie empfehlen, mehr Rapsöl zu verwenden, aber jeder der „die schlechten Zeiten" während und nach dem Krieg miterlebt hat weiß, dass es nicht besonders gut schmeckt. Denken Sie wirklich, dass das eine gute Empfehlung ist?

Ja, denn durch Züchtung ist es gelungen, die Stoffe, die Rapsöl bitter schmecken ließen, zu entfernen. Heute im Handel angebotenes Rapsöl ist geschmacklich einwandfrei und nicht mehr zu vergleichen mit Rapsöl, das während des zweiten Weltkrieges konsumiert wurde. Unter den verschiedenen Sorten gibt es feine Unterschiede: Hier sollte jeder nach individueller Vorliebe das ihm am meisten Zusagende auswählen.

Was ist Perillaöl?

Perilla frutescens ist eine in Ost- und Südostasien beheimatete Pflanze, die zur Familie der Lippenblütengewächse gehört. Ihre Blätter, die in ihrer Form an die der Brennnessel erinnern, werden insbesondere in der japanischen, vietnamesischen und koreanischen Küche gern als Gewürz eingesetzt. Es gibt Sorten mit grünen und roten Blättern, letztere werden in Asien auch gern zum Färben von Lebensmitteln verwendet.

Aus dem Samen der Perilla wird ein Öl gewonnen, das sehr reich an der Omega-3-Fettsäure alpha-Linolensäure ist. Es enthält 60 Prozent alpha-Linolensäure und jeweils 15 Prozent Linol- und Ölsäure (im Vergleich: Rapsöl enthält durchschnittlich neun Prozent alpha-Linolensäure).

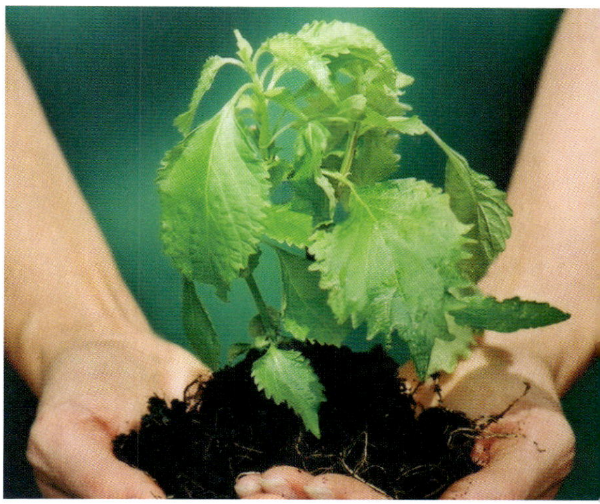

In Japan heißt Perilla auch Shiso, in Deutschland kennt man Synonyme wie Schwarznessel, chinesische Melisse und wilder Sesam.

Mittlerweile gibt es bei uns in Apotheken Kapseln mit Perillaöl zu kaufen, mit denen man seine Zufuhr an der Omega-3-Fettsäure alpha-Linolensäure erhöhen kann. Das ist jedoch nicht gleichbedeutend mit einer guten Versorgung mit Omega-3 aktiv DHA und EPA.

Ich mag keinen Fisch. Wie kann ich trotzdem meine Versorgung mit Omega-3-Fettsäuren sicherstellen?

Es gibt bereits eine Reihe von Lebensmitteln, die mit Omega-3-Fettsäuren angereichert sind, darunter:

- Omega-3-Brot und -Brötchen,
- Omega-3-Pflanzenmargarine und -öle,
- mit DHA angereicherte Eier.

Gleichzeitig sollten Öle bzw. Fette mit einem günstigen Verhältnis von Omega-6- zu Omega-3-Fettsäuren bevorzugt werden wie zum Beispiel Raps- oder Leinöl. Auch über die Einnahme von Kapseln aus Öl von Fisch und speziellen Meeresalgen lässt sich die Versorgung sicherstellen.

Strenge Vegetarier, die weder Fisch noch Fischöl zu sich nehmen möchten, sollten Raps-, Lein- und Walnussöl bevorzugen. Für sie geeignet sind auch Omega-3-Pflanzenmargarine, die mit DHA aus Meeresalgen angereichert ist, sowie Kapseln mit DHA Algenöl.

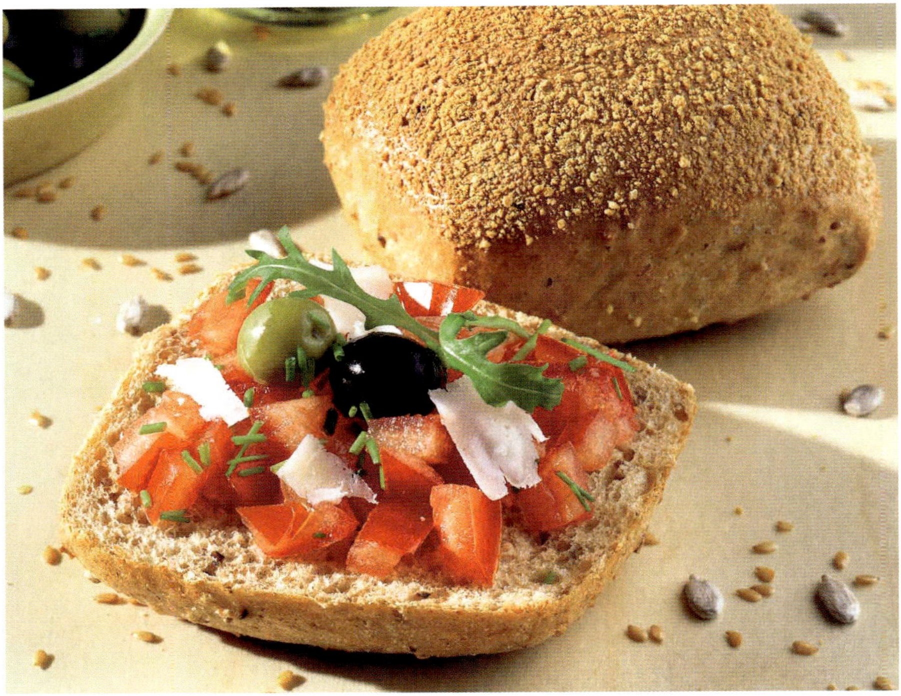

Literatur

Adam, O.: Diät und Rat bei Rheuma und Osteoporose. 1. Auflage der Neuausgabe. 2002. Hädecke Verlag.

Adam, O. et al.: Anti-inflammatory effects of a low arachidonic acid diet and fish oil in patients with rheumatoid arthritis. Rheumatol Int. 2003, 23 (1): 27–36.

Arbeitskreis Omega-3: Bedeutung und empfehlenswerte Höhe der Zufuhr langkettiger Omega-3-Fettsäuren – Ein Konsensus-Statement des Arbeitskreis Omega-3. Ernährungs-Umschau 49, 94–98 (2002).

Albert, C. M. et al.: Fish consumption and risk of sudden cardiac death. JAMA. 1998 Jan 7; 279 (1): 23–8.

Albert, C. M., Campos, H. et al.: Blood levels of long-chain n-3 fatty acids and the risk of sudden death. N Engl J Med. 2002 Apr 11; 346 (15): 1113–8.

American Heart Association Scientific Statement (Kris-Etherton, P.M., Harris, W.S., Appel, L.J. for the Nutrition Committee): Fish consumption, fish oil, omega-3-fatty acids, and cardiovascular disease. Circulation 2002; 106: 2747–57.

Astorg, P. et al.: Dietary intakes and food sources of n-6 and n-3 PUFA in French adult men and women. Lipids. 2004 Jun; 39 (6): 527–35.

Bericht über den 1. internationalen Kongress über hochungesättigte Fettsäuren in der Psychiatrie. Pharm. Ztg. (2003) 148, 4646–48.

Burr, M. L. et al.: Effects of changes in fat, fish, and fibre intakes on death and myocardial reinfarction: diet and reinfarction trial. Lancet 2 (1989), 757–61.

Christensen, J. H. et al.: n-3 Fatty acids and ventricular arrhythmias in patients with ischaemic heart disease and implantable cardioverter defibrillators. Europace 2005 Jul; 7 (4): 338–44.

Coleman, G., Chew, E.: Nutritional supplementation in age-related macular degeneration. In: Current opinion in ophtalmology (2007) 5, 220-3.

D-A-CH Referenzwerte für die Nährstoffzufuhr. Frankfurt 2000.

Deutsche Apotheker Zeitung. Ernährung in der Schwangerschaft, 2002, 142. Jahrgang, Nr. 35, 73–74.

Deutsche Gesellschaft für Ernährung (Hrsg.): Ernährungsbericht 2004. DGE, Frankfurt/M., 2004.

Erkkila, A. T. et al.: Fish intake is associated with a reduced progression of coronary artery atherosclerosis in postmenopausal women with coronary artery disease. Am J. Clin. Nutr. 2004 Sep; 80 (3): 626–32.

Erbersdobler, H. F., Meyer A. H. (Hrsg.): Praxishandbuch Functional Food, Behr's Verlag Hamburg 1999.

Fortin, P.: Validation of a meta-analysis: the effects of fish oil in rheumatoid arthritis. J. Clin. Epidemiol. 1995 Nov; 48 (11): 1379–90.

Gissi-Prevenzione Investigators: Dietary supplementation with n-3 polyunsaturated fatty acids and vitamin E after myocardial infarction: results of the GISSI-Prevenzione trial. Gruppo Italiano per lo Studio della Sopravvivenza nell'Infarto miocardico. Lancet 1999 Aug 7; 354 (9177): 447–55.

Hamm, M.: Knaurs Handbuch Ernährung. München 2003.

Hamm, M., Berger, M.: ADHS bei Erwachsenen. Die Nährstofftherapie. Hannover 2004.

Hamm, M.: Food Medizin. München 2006.

Harris, W. S., Von Schacky, C: The Omega-3 Index: a new risk factor for death from coronary heart disease? Prev. Med. 2004 Jul; 39 (1): 212–20.

He, K. et al.: Fish consumption and incidence of stroke: a meta-analysis of cohort studies. Stroke. 2004 Jul; 35 (7): 1538-42.

Hibbeln, J. R.: Fish consumption and major depression. Lancet (1998) 351, 1213.

Hoff, S. et al.: Allergic sensitisation and allergic rhinitis are associated with n-3 polyunsaturated fatty acids in the diet and in red blood cell membranes. Eur. J. Clin. Nutr. 2005 Sep; 59 (9): 1071–80.

Hu, F. B. et al.: Fish and omega-3 fatty acid intake and risk of coronary heart disease in women. JAMA 2002 Apr 10; 287 (14): 1815–21.

Iso, H. et al.: Intake of fish and omega-3 fatty acids and risk of stroke in women. JAMA 2001 Jan 17; 285 (3): 304–12.

Kasper, H.: Ernährungsmedizin und Diätetik. 10. Aufl., Verlag Urban und Fischer, München 2004.

Koletzko, B., Cetin, I., Brenna, J.T.: Consensus Statement – Dietary fat intakes for pregnant and lactating women. British journal of Nutrition 2007, August 10, 1–5.

Kromhout, D. et al.: The inverse relation between fish consumption and 20-year mortality from coronary heart disease. New Engl. J. Med. 312 (1985), 1205–09.

Kris-Etherton, P. M. et al.: Polyunsaturated fatty acids in the food chain in the United States. Am. J. Clin. Nutr. 2000 Jan; 71 (1 Suppl.): 179–88 Review.

Leaf, A. et al.: Clinical prevention of sudden cardiac death by n-3 polyunsaturated fatty acids and mechanism of prevention of arrhythmias by n-3 fish oil. Circulation 2003, 107: 2646–52

Leaf, A., Albert, C. M. et al.: Fatty Acid Antiarrhythmia Trial Investigators. Prevention of fatal arrhythmias in high-risk subjects by fish oil n-3 fatty acid intake. Circulation. 2005 Nov 1; 112 (18): 2762–8.

Marckmann, P. et al.: Fish consumption and coronary heart disease mortality. A systematic review of prospective cohort studies. Eur. J. Clin. Nutr. 1999 Aug; 53 (8): 585–90. Review.

Morris, M. C. et al.: Does fish oil lower blood pressure? A meta-analysis of controlled trials. Circulation. 1993 Aug; 88 (2): 523–33.

Miljanovic, B. et al: Relation between dietary n-3 and n-6 fatty acids and clinically diagnosed dry eye syndrome in women. Am J. Clin. Nutr. 2005 Oct; 82 (4): 887–93.

Mozaffarian, D. Ascherio, A., Hu, F. B.: Interplay between different polyunsaturated fatty acids and risk of coronary heart disease in men. Circulation. 2005 Jan 18; 111 (2): 157–64.

Mozaffarian, D., Lemaitre, R. N. et al.: Cardiac benefits of fish consumption may depend on the type of fish meal consumed: the Cardiovascular Health Study. Circulation. 2003 Mar 18; 107 (10): 1372–7.

Mori, T. A. et al.: Effect of fish diets and weight loss on serum leptin concentration in overweight, treated-hypertensive subjects. J. Hypertens. 2004 Oct; 22 (10): 1983–90.

Nettleton, J. A. et al.: n-3 long-chain polyunsaturated fatty acids in type 2 diabetes: a review. J. Am. Diet Assoc. 2005 Mar; 105 (3): 428–40. Review.

Pichler, B., Widhalm, K.: Die Bedeutung von Omega-3-Fettsäuren bei rheu-matoider Arthritis. Journal für Ernährungsmedizin 2004; 6 (1) 26–29.

Rabast, U., Kluthe, R., Kasper, H. (Hrsg.): Ernährung und/oder Medikament –

Möglichkeiten und Grenzen der Ernährungsmedizin. Akademie-Verlag Freiburg 2001.

Roche, H. M., Gibney, M. J.: Long-chain n-3 polyunsaturated fatty acids and triacylglycerol metabolism in the postprandial state. Lipids. 1999; 34 Suppl: S 259–65. Review.

Saldeen, T. et al.: Effects of a small dose of stable fish oil substituted for margarine in bread on plasma phospholipid fatty acids and serum triglycerides. Nutrition Research. 1998; 18 (9): 1483–92.

San Giovanni, J.P. et al.: The relationship of dietary lipid intake and age-related macular degeneration in a case-control study: AREDS Report No. 20. In: Arch Ophthalmol, 2007 May; 125 (5): 671–9.

Schrepf et al.: Immediate effects of n-3 fatty acid infusion on the induction of sustained ventricular tachycardia. Lancet. 2004 May 1; 363 (9419): 1441–2.

Seddon JM. et al.: Cigarette smoking, fish consumption, omega-3-fatty acid intake, and associations with age-related macular degeneration. Arch Opthalmol 2006; 142:995–1001.

Simopoulos, A. P.: Omega-3 Fatty Acids and Athletics. Current Sports Medicine Reports, 2007, 6: 230–236.

Simopoulos, A.: Omega-3 fatty acids in health and disease and in growth and development. Am. J. Clin. Nutr. (1991) 54, 438–63.

Simopoulos, A.: The Omega-3-Diet. New York 1999.

Singer, P.: Fluvastatin und Fischöl wirken stärker auf kardiovaskuläre Risikofaktoren als Fluvastatin allein. Med. Welt 53 (2002), 298–302.

Singer, P.: Was sind, wie wirken Omega-3-Fettsäuren? Umschau-Zeitschriftenverlag, Frankfurt/M., 2000.

Singer, P.: Theoretische Aspekte und praktische Hinweise für Prophylaxe und Therapie. Med. Welt 56 (2006); 428–32.

Skoldstam, L. et al.: An experimental study of a Mediterranean diet intervention for patients with rheumatoid arthritis. Ann Rheum Dis. 2003 Mar; 62 (3): 208–14.

Test, Stiftung Warentest: Fischölkapseln. Meer-Schutz fürs Herz. 2005; 8: 86–90.

Test, Stiftung Warentest: Bestnote für Zuchtlachs. 2005; 1: 18–24.

Trautwein, A.: Fette und Fettbegleitstoffe. Omega-3-Fettsäuren. In: Erbersdobler, H. F., Meyer, A. H. (Hrsg.): Praxishandbuch Functional Food, Behrs Verlag Hamburg (1999).

Visioli, F. et al: Very low intakes of n-3 fatty acids incorporated into bovine milk reduce plasma triacylglycerol and increase HDL-cholesterol concentrations in healthy subjects. Pharmacological Research 41, 571–76 (2000).

Von Schacky, C, et al.: The effect of dietary omega-3 fatty acids on coronary atherosclerosis. Ann. Intern. Med. 1999 Apr 6; 130 (7): 554–62.

Wang, C., Harris, WS. et al.: n-3 Fatty acids from fish or fish-oil supplements, but not alphalinolenic acid, benefit cardiovascular disease outcomes in primary- and secondary-prevention studies: a systematic review. In: Am. J. Clin. Nutr. 2006; 84: 5–17.

Weiss, L. A. et al.: Ratio of n-6 to n-3 fatty acids and bone mineral density in older adults: the Rancho Bernardo Study. Am. J. Clin. Nutr. 81 (2005) 934.

Yuan, J. M. et al.: Fish and shellfish consumption in relation to death from myocardial infarction among men in Shanghai, China. Am J Epidemiol. 2001 Nov 1;154 (9): 809–16.

Rat und Tat

Wichtige Adressen

Arbeitskreis Omega-3 e.V.
Postfach 70 08 42
60558 Frankfurt
Tel. (0 69) 96 36 52 36
Fax (0 69) 96 36 52 15
E-Mail: info@ak-omega-3.de
Internet: http://www.ak-omega-3.de

Deutsche Gesellschaft für Ernährung (DGE) e.V.
Godesberger Allee 18
53175 Bonn
Tel. (02 28) 37 76-6 00
Fax (02 28) 37 76-8 00
E-Mail: webmaster@dge.de
Internet: http://www.dge.de

Deutsche Gesellschaft zur Bekämpfung von Fettstoffwechselstörungen und ihren Folgeerkrankungen DGFF (Lipid-Liga) e.V.
Waldklausenweg 20
81377 München
Tel. (0 89) 7 19 10 01
Fax (0 89) 7 14 26 87
E-Mail: Info@Lipid-Liga.de
Internet: http://www.lipid-liga.de

Auswertungs- und Informationsdienst für Verbraucherschutz, Ernährung, Landwirtschaft e.V. (aid e.V.)
Friedrich-Ebert-Straße 3
53177 Bonn
Tel. (02 28) 84 99-0
E-Mail: aid@aid.de
Internet: http://www.aid.de

VDD – Verband der Diätassistenten – Deutscher Bundesverband e.V.
Bismarckstraße 96
40042 Düsseldorf
Tel. (02 11) 16 21 75
Fax (02 11) 35 73 89
E-Mail: vdd-duesseldorf@t-online.de
Internet: http://www.vdd.de

American Heart Association
National Center
7272 Greenville Avenue
Dallas, TX 75231
Tel. + 1-8 00-2 42-87 21
Internet: http://www.americanheart.org

Autoreninfo

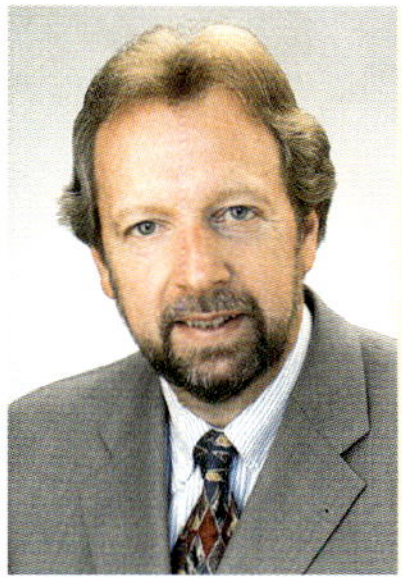

Prof. Dr. troph.
Michael Hamm

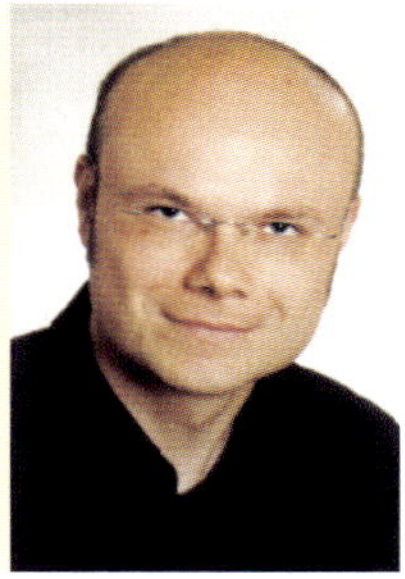

Dipl. oec. troph.
Dirk Neuberger

Prof. Dr. troph. Michael Hamm ist Ernährungswissenschaftler und Dozent an der Fakultät Life Sciences Studiendepartment Ökotrophologie der Hochschule für Angewandte Wissenschaften Hamburg. Er ist als Referent und Buchautor bekannt. Prof. Hamm ist Mitglied in der Deutschen Akademie für Ernährungsmedizin und im wissenschaftlichen Beirat der Deutschen Herzstiftung. Er ist Gründungsvorsitzender und Mitglied im wissenschaftlichen Beirat des „Arbeitskreis Omega-3 e.V." und hat sich in verschiedenen Tätigkeitsbereichen in der Lebensmittelindustrie mit der Entwicklung von diätetischen Lebensmitteln, Functional Food und Nahrungsergänzungsmitteln befasst.

Dipl. oec. troph. Dirk Neuberger ist Ernährungswissenschaftler, Mitglied im wissenschaftlichen Beirat des „Arbeitskreis Omega-3 e.V." und leitet den wissenschaftlichen Beirat des Vereins zur Förderung der gesunden Lebensführung und der Ernährungsmedizin e.V. Er arbeitet in einem pharmazeutischen Unternehmen im Bereich medizinische Wissenschaft und beschäftigt sich darüber hinaus mit der Entwicklung von diätetischen Lebensmitteln und Nahrungsergänzungen.

Register